インプラント材料 Q&A
臨床の疑問に答える

吉成正雄 著

クリニカル編

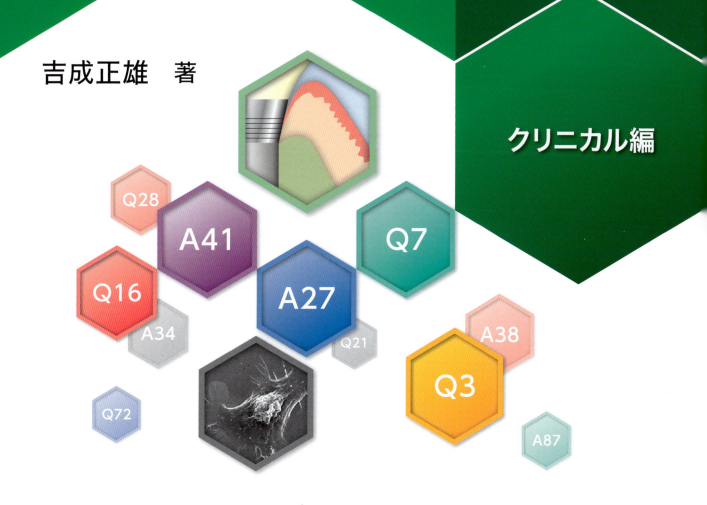

医歯薬出版株式会社

This book was originally published in Japanese
under the title of:

INPURANTO ZAIRYOU Q&A KURINIKARU HEN
(Materials of Dental Implant Q&A Volume 2, Clinical)

YOSHINARI, Masao
  Professor, Oral Health Science Center, Tokyo Dental College

© 2017 1st ed.

ISHIYAKU PUBLISHERS, INC.
  7-10, Honkomagome 1 chome, Bunkyo-ku,
  Tokyo 113-8612, Japan

序　文

　『歯界展望』に「インプラントを材料学から見直す」（2012年1月から1年間），「インプラント材料：臨床の疑問に答える」（2015年1月から2年間）を連載したが，これをきっかけに，日々の臨床のなかで疑問を抱いた歯科医師に，その疑問を解く手がかりとなるまとまった書籍が必要であると聞き，「インプラントをめぐるトラブルに対し，材料学的な視点からアドバイスを行える」本書を発刊した．多くの先生方の協力のおかげで，エビデンスに基づく臨床と基礎を融合した本書を発刊することができたと思っている．

　本書は「マテリアル編」と「クリニカル編」の2分冊で構成され，マテリアル編では「材料の基本的知識」を，クリニカル編では「臨床的考察」に力点を置いて記載した．マテリアル編とクリニカル編に同じタイトル（例：骨補填材）があっても，マテリアル編では基礎的な解説とし，クリニカル編では臨床応用に役立つ記述とした．

　本書はQ&A形式にし，まずQuestionに対するAnswerを簡潔に記述し，詳しい解説はその後に加えることとした．日常忙しい臨床家の先生方は，まずQとAをご覧になり，詳しい内容を知りたい項目についてはその後に記載されている解説文を読んでいただければ，理解が深まると考える．

　「クリニカル編」では，講演会などで臨床家からよく受ける質問を基にし，臨床のなかで「なぜ？」「どうして？」と疑問にもたれた項目を，簡潔明瞭な文章で，臨床写真やフルカラーの図，表，イラストを多く用いて説明するようにした．日々忙しく，基礎歯学を敬遠しがちな臨床家にとっても，わかりやすい内容になったと考える．

　内容は，「マテリアル編」で述べたインプラント材料を「臨床の現場」から捉えなおし，インプラント周囲骨の吸収に関しては，「細菌」の関与に留まらず「力」の問題を取りあげた．さらには，顎骨再生に直結する材料や近未来に訪れるデジタル医療のついても解説した．

　本書は2分冊ではあるが両者は密接に関係していることから，お互いが参照できるようにして理解を促す工夫をした．また，COLUMN欄やキーワード欄で専門用語の解説を行ったので，索引から容易に調べることができるであろう．

　本書が日常の臨床における疑問に対する回答となり，インプラント臨床術式の材料学的な理解の一助となれば幸いである．

　最後に，本書出版にあたり，執筆の直接ご協力を頂いた加藤英治先生，河原優一郎先生，竹澤保政先生，室木俊美先生，吉野 晃先生に心より感謝申し上げ，写真の使用を快諾してくださった多くの先生に謝意を表します．

2017年11月
吉成正雄

CONTENTS

Chapter ❶ インプラント材料としての適性 ……… 8

- **Q1** チタン，アパタイト，ジルコニアの，インプラント材料としての適性はどうですか？ ……… 8
  - COLUMN 1　チタンはどんなところに使われているか？ ……… 9
- **Q2** チタンは折れやすいのですか？ ……… 10

Chapter ❷ 組み合わせによる不快事項 ……… 12

- **Q3** インプラント体，アバットメントスクリュー，アバットメント，上部構造は，材料学的に統一すべきですか？ ……… 12
- **Q4** 金銀パラジウム合金はインプラントの上部構造によくないと言われるのは，なぜですか？ ……… 14
  - COLUMN 2　金銀パラジウム合金 ……… 15
- **Q5** 微小漏洩によって細菌が侵入し，アバットメントスクリューが変色することはあるのでしょうか？ ……… 16
- **Q6** アバットメントスクリューに汚れがある状態でも，酸化チタン膜は十分に機能しているのですか？ ……… 17
- **Q7** 汚れたアバットメントスクリューを清浄化するのに，どのような方法がありますか？ ……… 17
- **Q8** インプラント体に純チタン，細いアバットメントスクリューに強度の大きなチタン合金を使用する組み合わせは大丈夫ですか？ ……… 17
- **Q9** インプラント体に純チタン，アバットメントスクリューにチタン合金を用いた場合，摩耗の問題やそれに伴う摩耗粉の影響はあるのでしょうか？ ……… 18
- **Q10** インプラント体-アバットメント連結のデザインによって，疲労強度に差が出るのでしょうか？ ……… 19
- **Q11** インプラント体-アバットメント連結のデザインによって，マイクロムーブメントやマイクロギャップ，スクリューの緩みは異なるのですか？ ……… 19
  - COLUMN 3　偏心荷重下での繰り返し負荷がインプラントコンポーネントに及ぼす影響 ……… 21

Chapter ❸ 市販インプラント表面 ……… 23

- **Q12** 市販のインプラントは，どのような表面をしているのですか？ ……… 23
- **Q13** どのような表面形状が，早期のオッセオインテグレーションに好ましいのでしょうか？ ……… 27
- **Q14** 表面形状に関する *in vivo* 研究は，どうなっていますか？ ……… 28
- **Q15** チタンプラズマ溶射とブラスト＋酸エッチング処理では，どちらがオッセオインテグレーションしやすいのですか？ ……… 29

Q16	機械加工面をもつインプラントが少なくなっている理由は，何ですか？	30
Q17	市販インプラントの表面性状は，どうなっていますか？	31
COLUMN 4	チタン酸化膜が厚いほうが骨形成能に優れるか？	31
COLUMN 5	SLActiveでみられるナノ構造	33

Chapter 4　HAコーティングインプラントの特徴と問題点 … 34

Q18	ハイドロキシアパタイトなどのリン酸カルシウムは，チタンより骨形成能に優れますか？	34
Q19	HAコーティングインプラントは有効ですか？	35
Q20	ハイドロキシアパタイト溶射膜の剥離や脱落は，なぜ起きやすいのですか？	37
Q21	溶射法HAコーティングインプラントの取り扱いの留意点は何ですか？	38
Q22	溶射法の問題点を克服したHAコーティングインプラントはありますか？	39
Q23	「HA超薄膜コーティングインプラント」の評価はどうでしょうか？	40

Chapter 5　ジルコニアインプラントの特徴と問題点 … 41

Q24	ジルコニア修復物が急速に普及しているのは，なぜですか？	41
COLUMN 6	アバットメントスクリューを使用しない締結方式	43
COLUMN 7	「Made in Japan」メタルフリージルコニア修復	44
Q25	ジルコニアに陶材を前装して使用した場合，前装陶材はチッピングしやすいのですか？	45
Q26	チッピングを減らすためには，どうすればよいのですか？	47
Q27	前装陶材を使用しないジルコニア修復は可能ですか？	47
Q28	ジルコニア単層材と陶材積層材には，色調，強さに違いがありますか？	50
COLUMN 8	色調，透光性の異なる材料の積層法	53
COLUMN 9	透光性ジルコニアの種類	54
Q29	ジルコニアは対合歯を摩耗しませんか？	55
Q30	ジルコニアがチタンの摩耗に与える影響はどうですか？	59
Q31	ジルコニアの骨形成能は，チタンより劣りますか？	61
Q32	ジルコニアへのアパタイトコーティングは，骨形成能を向上させますか？	64
COLUMN 10	分子プレカーサー法によるカーボネートアパタイトコーティング	65
Q33	ジルコニアへの超親水性処理は有効ですか？	66
Q34	ジルコニアの軟組織との適合性はどうですか？	68
Q35	ジルコニアに対するバイオフィルム形成はどうですか？	70
Q36	ジルコニアの組織適合性を向上させるには，どのような表面改質が必要ですか？	72
Q37	メタルフリージルコニア修復は実現可能ですか？	73

Chapter 6　インプラント周囲骨の吸収（インプラント周囲炎） … 76

| Q38 | インプラント周囲骨の吸収を引き起こす材料学的因子は何ですか？ | 76 |
| COLUMN 11 | インプラント周囲骨の吸収（マージナルボーンロス）＝インプラント周囲炎？ | 76 |

Q39 金属イオンの溶出がインプラント周囲骨の吸収を引き起こすとすれば，
　　 どのような機序が考えられますか？ 77
　　　COLUMN 12　ハプテン：不完全抗原，部分抗原 77
Q40 金属イオンの溶出は骨吸収関連サイトカインの放出に関係しますか？ 78
Q41 摩耗粉の放出がインプラント周囲骨の吸収を引き起こすのは，なぜでしょうか？ 78
Q42 チタンイオンはリポ多糖による炎症反応を助長しますか？ 79
Q43 インプラント表面の汚れは，インプラント周囲骨の吸収を引き起こす
　　 要因になりますか？ 80
Q44 インプラント周囲炎を引き起こす特定の細菌叢はありますか？ 81
Q45 インプラント周囲炎発症に関わる細菌感染には，どのような経路が考えられますか？ 81

Chapter 7 メインテナンス：デブライドメント　83

Q46 インプラント周囲炎の治療には，どのような方法が提案されていますか？ 83
　　　COLUMN 13　メインテナンス時の診査項目，診査方法 85
　　　COLUMN 14　インプラントにプロービングは有効か？ 87
Q47 インプラント周囲炎の支持療法には，どのような方法が提案されていますか？ 88
Q48 非外科的療法には，どのような方法が推奨されますか？ 88
Q49 フォトダイナミックセラピーの効果はどうですか？ 89
Q50 外科的療法には，どのような方法が推奨されますか？ 89
Q51 機械的・物理的な清掃では，どれが推奨されますか？ 90
Q52 エアーアブレーション用パウダーは，どれが推奨されますか？ 91
Q53 歯科用レーザーは，どれが推奨されますか？ 92
Q54 再生療法的アプローチには，どのような方法がありますか？ 93
Q55 その他には，どのような方法がありますか？ 93
　　　COLUMN 15　SLA処理チタン板上での除菌 in vitro 試験 94
Q56 アバットメント，上部構造への応用で，光活性化処理は効果的ですか？ 94

Chapter 8 力の関与　96

Q57 インプラント周囲骨の吸収にオーバーロードが関与しますか？ 96
Q58 オーバーロードにより骨吸収を起こす機序として，
　　 どのようなことが考えられますか？ 97
Q59 メカノスタット理論によって，インプラント周囲骨の吸収が説明できますか？ 97
Q60 インプラントと骨の弾性係数の差から，インプラント周囲骨の吸収が
　　 説明できますか？ 98
Q61 弾性係数の違いが皮質骨に応力集中を起こさせますか？ 99
　　COLUMN 16　メカニカルストレスと骨細胞 100
　　COLUMN 17　骨細胞と骨リモデリング 101
　　COLUMN 18　メカニカルストレスに対する骨膜と歯根膜の役割 101

COLUMN 19　矯正力による歯の移動のメカニズム（骨細胞の役割） ········· 102
Q62 オーバーロードにより発症するインプラント周囲骨の吸収には，
どのような因子が関与しますか？ ········· 103
Q63 ブリッジポンティック直下の骨隆起の原因として，何が考えられますか？ ········· 106
COLUMN 20　無負荷インプラントの周囲骨に吸収が起こらなかった例 ········· 108
COLUMN 21　3本連結の中央のインプラント周囲に骨吸収が生じる ········· 109
COLUMN 22　骨強度（骨密度と骨質）のNIHコンセンサス ········· 110

Chapter 9　骨補填材（臨床編） ········· 112

Q64 市販の骨補填材の比較はどうですか？ ········· 112
Q65 市販の骨補填材の臨床的な使い分けの注意点は何ですか？ ········· 113
Q66 リン酸カルシウム-コラーゲン複合体はどうですか？ ········· 114
Q67 リン酸カルシウム骨ペーストは，インプラントへの応用の可能性がありますか？ ········· 116
Q68 天然高分子の性質はどうですか？ ········· 117
Q69 合成高分子にはどのようなものがあり，どのような特徴がありますか？ ········· 118
Q70 GBR法には何が使われ，特徴は何ですか？ ········· 120
Q71 チタンメッシュプレートやチタンスキャフォールドは，
どのようなときに使用されますか？ ········· 121

Chapter 10　展望 ········· 123

Q72 医療系ファブラボとは何ですか？ ········· 123
Q73 テーラーメイド・生体多機能化インプラントとは何ですか？ ········· 125
Q74 軟組織と接する部位，口腔内露出部位は，どのような表面改質が有効ですか？ ········· 126
Q75 複根歯インプラントの意義は何ですか？ ········· 127
Q76 単根歯インプラント埋入により，顎骨の骨質は変化しますか？ ········· 128
COLUMN 23　人工的に再生した骨の強度は十分か？ ········· 129
Q77 インプラント体スレッドの方向によって，周囲骨の構造は変化しますか？ ········· 129
Q78 骨接触部のインプラントの弾性係数を小さくすることはできますか？ ········· 130
Q79 薬物送達システムにより骨形成促進は可能ですか？ ········· 131
Q80 骨形成を促進する表面改質法としては何が考えられますか？ ········· 133
Q81 テーラーメイドによる顎骨再生用スキャフォールドには，何が有効ですか？ ········· 134
COLUMN 24　バイオハイブリッドインプラント ········· 135
COLUMN 25　撤去を余儀なくされたインプラント例 ········· 135

文献 ········· 136
索引 ········· 144
マテリアル編目次 ········· 147

Chapter 1 インプラント材料としての適性

Q1 チタン，アパタイト，ジルコニアの，インプラント材料としての適性はどうですか？

A それぞれの材料は異なった適性を有しており，それらの適性をよく理解して使用することが求められる．ジルコニアは強度，腐食，アレルギー問題に関してはチタンより優れるが，耐久性，弾性係数，加工精度，審美性（透光性），摩耗の問題など，解決すべき課題も多い．アパタイトは強度が弱いために，チタンにコーティングして使用されている．

表1-1にインプラント材料として適性を，現在使用されているチタン（合金），アパタイト（コーティング），ジルコニア（TZP）を比較して示す．静的強度はジルコニア＞チタン合金＞純チタン≫アパタイトであり，アパタイトはコーティングして使用される．ジルコニアはセラミックスであるがゆえに展延性はなく，そこから派生する耐久性（寿命）がチタンより優れるかを検証しなくてはならない．弾性係数（ヤング率）はTZP（約210GPa），チタン（約100GPa），合成アパタイト（約50GPa）と皮質骨の10〜30GPaより大きく，インプラントと骨組織界面に応力集中が生ずることが懸念される．

TZPの加工精度にはCAD/CAM時の精度と焼成時の精度が関係する．CAD/CAM時の精度は，従来の金属の精密鋳造の精度（50μm以下）より劣る．焼成時の精度は仮焼結ブロックから本焼結したときの線収縮率が約20％と大きいことから，仮焼結ブロックの均質性，本焼結時の温度分布など，均質に収縮するための工夫が必要である．

審美性に関し，チタンの金属色と比較して白いTZPが優れる．しかし，不透光性TZPは審美性が不十分であることから，高透光性カラーTZPが開発され，透光性（色調）や強度に優れるTZPが臨床応用されるようになった．

腐食・変色に関し，金属チタンのイオン溶出の懸念から，メタルフリーのジルコニアインプラントの研究が進んでいる．

摩耗に関し，TZPがHv≒1200と硬いため対合歯エナメル質の摩耗が懸念される．最近，硬さと摩耗は直接的に関係しない結果が報告され，仕上研磨したフルジルコニアが多用されるようになった．

オッセオインテグレーション，軟組織適合性，バイオフィルム形成などの組織適合性に関し，使用する材料および生体と接する部位に適した表面改質が検討されている．

以上に関する具体的な解説は各項目で行う．

表 1-1　インプラント材料としての適性

	チタン（合金）	アパタイト（コーティング）	ジルコニア（TZP）
強度	○	△	◎
展延性	○	△	×
耐久性（寿命）	○	△×	△?
弾性係数（ヤング率）	△	△	×
加工性（精度）	△	△	△
審美性（透光性）	×	△	○△?
腐食・変色	○△	○	◎
アレルギー	△	○	◎
摩耗（対合歯エナメル質）	○	○	△?
オッセインテグレーション	○	◎	○?
軟組織適合性	△	◎	△?
バイオフィルム形成	×△	×△	△?

> **多軸鍛造法**
> 組成を変えずに組織を微細化する多軸鍛造法を純チタンに応用することにより、従来の純チタンの2倍以上の強度が得られるようになった．

COLUMN 1

チタンはどんなところに使われているか？

1-1 にいろいろなチタンを示す．チタン（金属）は，インゴット（金属塊，**1-1a**），鋳造体（**1-1d**）も光沢をもつ銀白色であるが，粉末（**1-1b**）にすると灰色に見える．一方，酸化チタン（チタニア，セラミックス）粉末（**1-1c**）は白色であり，チタンホワイトと呼ばれ，化粧品などに使われている．また，窒化チタン（TiN）は金色を呈し，それをコーティングした義歯床（**1-1e**）が使われている．ちなみに，窒化チタンコートブリッジ（**1-1f**）は筆者の口腔内で輝きを失わずに10年以上機能した．

チタンの軽量で耐久性に優れる特徴を生かした例としては，2010年末に完成した「浅草寺宝蔵門」のチタン屋根がある．屋根にチタンが採用されることとなったのは，国内外からの観光客・参拝客で一年中賑わう浅草寺において，耐震性や安全性確保等の見地から，瓦よりも格段にチタンが好適と判断されたからである．錆びない性質を生かした例として，東京湾アクアラインの橋脚がある．耐食性材料の代表であるステンレス鋼でも海水中では錆びるが，チタン製にすることで100年の耐用性があるとして注目を浴びた．

また，チタンには緻密な酸化膜が形成されることから，陽極酸化処理により表面に酸化皮膜を形成すると（**1-2**），光の干渉作用により膜厚に応じて彩度の高い美しいカラーチタンが得られる（**1-3**）．これを利用して，チタン製カラータンブラーなどが市販されている．

さらに，チタン合金は超弾性や形状記憶などの機能性を有する．超弾性を生かしたメガネフレームは，寒いところに急に出てもプラスチックレンズの収縮に超弾性のフレームが対応し，レンズが外れない．歯科で多用されている超弾性矯正用ワイヤーは，コンスタントな力で大きな変形量が得られることから，治療初期の歯列の乱れた時期には有効に使用されている．また，最近開発された「ゴムメタル」は，弾性係数が小さく，弾性変形能が大きく，しかも曲げることもできるので，矯正用ワイヤーに使用されつつある．

> **ゴムメタル**
> 豊田中央研究所が開発した新チタン合金（典型例：Ti-23Nb-2Zr-0.7Ta-1.2O (at.%)）で，ゴムのような性質を示す．弾性係数は40GPa以下と小さく，高強度であり，超弾性的特性や超塑性的特性をもっていることから，従来のNi-Ti合金に替わり，メガネフレームや矯正用材料として使用されている．http://www.toyotsumaterial.co.jp/jigyo/jigyo_05.html，http://www.rmmc.co.jp/wires/gummetal/

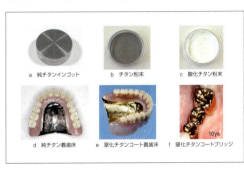

1-1　いろいろなチタン

a　純チタンインゴット　b　チタン粉末　c　酸化チタン粉末
d　純チタン義歯床　e　窒化チタンコート義歯床　f　窒化チタンコートブリッジ

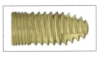

1-2　FINAFIX（京セラ，Ti-6Al-4V）
陽極酸化処理により厚さ約120μmの酸化膜を形成

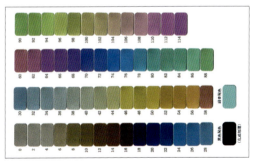

1-3　カラーチタン
陽極酸化により酸化膜の厚さを変化させると，色調も変化する（http://www.kobelco.co.jp/titan-architectual/color/）

Q2 チタンは折れやすいのですか？

A 純チタンやチタン合金は咬合力に応じて適切な太さのインプラントを使用しているので，通常，折れることはない．しかし，過酷な条件にさらされている場合は，破折も起こりうる（図 2-1）．強度が要求される部位には，純チタン4種よりチタン合金の使用が勧められる．

　純チタンにこだわって4種の純チタンを使用しようとすると，強度のみならず展延性が小さいため，脆性破壊の危険性がある．顎骨再建用のミニプレートなどは強度が要求され，純チタン4種を使用することが多い．図 2-2 は AO プレートの破折例であるが，脆性破壊様の破折面を呈しており，展延性が劣る純チタン4種の使用には注意を要する．

　図 2-3 は埋入1年半でインプラント体が破折した症例である．上部構造咬合面にはクレンチングなどブラキシズムが原因と考えられるファセットが認められ（図 2-3c），破断面の走査電顕（SEM）像では，疲労破壊に特徴的な縞状の模様が観察される（図 2-3e）．対応策として，基本的には原因を取り除くことが原則であるが，材料学的には強度の大きいチタン合金の使用が勧められる．

　なお，純チタン2種と4種の疲労試験を行った結果，疲労試験を行っていない試料に対する疲労試験後の強度の減少率は純チタン4種のほうが大きく，耐久性の観点から純チタン4種は不利であると考えられる[1]．

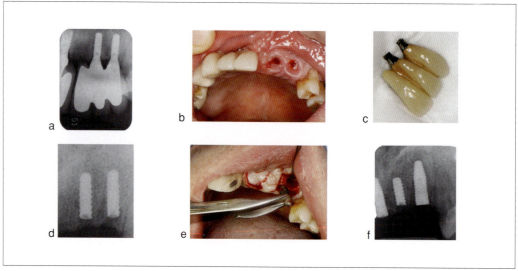

図 2-1 チタンインプラント体の破折例（加藤英治先生のご厚意による）
64歳，男性．|23 歯肉痛．歯肉内で断裂．その後，4| 破折
a：他院埋入のインプラントブリッジはカンチレバーではあるものの，PT 値など順調に推移していた
b：破折後1日目の咬合面像．臼歯天然歯の咬耗等がみてとれる
c, d：骨からの立ち上がり頸部に応力が集中して歯肉内で破折したと思われる
e：破折4週後．固定が良いため骨ごと除去
f：③2①| ブリッジ支台のため，新規埋入後のX線像

インプラント材料としての適性 Chapter 1

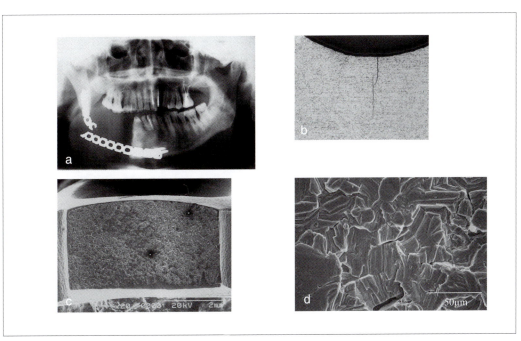

図 2-2　顎骨再建用ミニプレート破折例（純チタン 4 種）
　a：X 線像，b：ホール内面のクラック，c：破断面，d：破断面の拡大

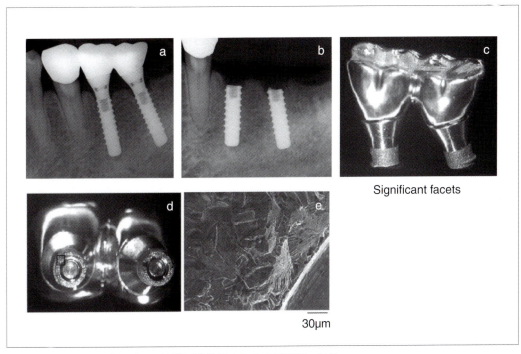

図 2-3　チタンインプラントの破折例（浅井澄人先生のご厚意による）
（本インプラントは純チタン 4 種である）

Chapter 2 組み合わせによる不快事項

Q3 インプラント体，アバットメントスクリュー，アバットメント，上部構造は，材料学的に統一すべきですか？

A 材料学的な統一は，用いる材料の機械的性質（特に弾性係数）と化学的性質（特にガルバニック作用）を考慮し決定するべきである（インプラント体・アバットメント連結の関連用語については，マテリアル編 123 ページ，付表を参照）．

1）機械的性質

弾性係数は材料の「ひずみ」に関係する．応力を負荷したとき，弾性係数の小さな材料は大きな材料より「ひずみ」が大きく，両者を組み合わせると界面に応力が生じる．また，インプラント体とアバットメントそれぞれに使用される材料の弾性係数が異なると，両者間にギャップを生ずることになる．

Ti-6Al-4V 合金, Ti-6Al-7Nb 合金, タイプ 4 金合金（白金加金），金銀パラジウム合金（金パラ合金）は弾性係数が純チタンと近似しているので，上記のような問題点は生じにくい．一方，コバルトクロム合金，ジルコニア（TZP），アルミナは純チタンより弾性係数が 2 倍以上大きく，上記の問題が生じやすい．

ただし，この比較は太さや形状が同じ場合の比較であり，インプラント体とアバットメントスクリューのように，太さが極端に異なるときは，同じ弾性係数でも細い材料が大きくひずむので，注意が必要である．

2）化学的性質

図 3-1 に純チタン，Ti-6Al-4V 合金，白金加金，金パラを単独，あるいは純チタン，Ti-6Al-4V 合金と接触させたときの電位を示す[1]．浸漬溶液は，規格で定められている 0.9%NaCl ＋ 1.0%乳酸（pH ≒ 3.0）の混合溶液を用いた．

金属は固有の電位（標準電極電位）をもっており，マイナスの電位をもつ卑金属とプラスに大きい貴金属がある（マテリアル編 16 ページ）．口腔内で卑な金属と貴な金属が接触すると電池が生じ，ガルバニー電流が発生する．チタンの標準電極電位は − 1.63V であるが，図 3-1c をみるとチタンの電位は − 0.03V であり，プラス方向に大きくなっている．これは，前者が不動態を形成していない金属チタンの電位をみているものであり，後者がチタン表面に酸化物を形成した不動態の状態で測定していることによる．すなわち，不動

態化することによりプラスの電位に近づき，貴な電位をもつようになる．このことからも，チタンが耐食性に優れることが理解できる．単独浸漬では，純チタンとTi-Al-Vはマイナスの卑な電位を示したが，白金加金，金パラは貴な電位を示した．純チタン，Ti-Al-Vと白金加金，金パラを接触させると単独浸漬の中間の電位を示すことがわかる．

　図**3-2a**に純チタン，金パラ，純チタン＋金パラの動電位分極曲線，図**3-2b**に合金単独および接触試料の電流密度を示す[1]．電位を変化させて，そのときに生ずる電流密度（対数目盛）を測定すると図**3-2a**の曲線が得られる．これに図**3-1c**の電位を当てはめると，それぞれ●●●の電流密度になる．こうして求めた単独および組み合わせたときの電流密度（通常目盛）が図**3-2b**である．ここで示されている電流密度は，金属元素の溶出量の指標となり，電流密度が大きいと溶出量が大きいことを意味している．図**3-2**で，金パラの単独浸漬での電流密度に比べ，純チタンやTi-Al-Vと接触させると電流密度が大きくなっていることがわかる．このように，金パラは，純チタンやTi-Al-Vと接触させると溶出が大きくなる危険性があり，チタンインプラントに対し金パラを上部構造に用いるときは注意が必要である．

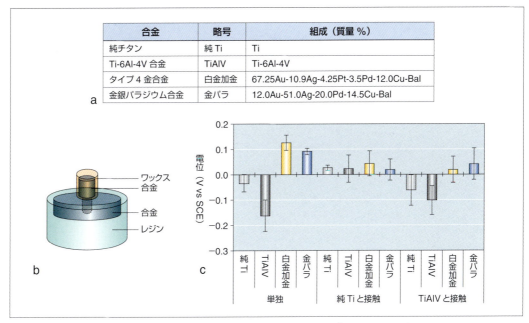

図**3-1**　合金単独および接触試料の自然電極電位（北村ほか，2002[1]をもとに作成）
　a：合金の組成，b：接触させた状態，c：電位の変化

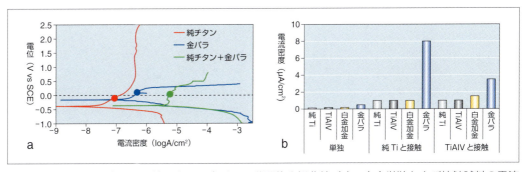

図**3-2**　純チタン，金パラ，純チタン＋金パラの動電位分極曲線（a），合金単独および接触試料の電流密度（b）（北村ほか，2002[1]をもとに作成）

Q4 金銀パラジウム合金はインプラントの上部構造によくないと言われるのは，なぜですか？

A 不快事項があるとすれば，その要因は，チタンおよびチタン合金と金パラとの接触による腐食のリスクが大きいこと，および咬合によって塑性変形することが考えられる．

図 4-1 は上部構造に金銀パラジウム合金（金パラ）を用いて 3 年経過後の症例であるが，図 4-1d,e の X 線写真で骨吸収像が認められる．金パラが原因でこのような症状が出たのか，その可能性について考える．

1）耐食性
金パラは，金パラ自体が硫化物により変色しやすいこと，またチタンやチタン合金との接触により溶出が多くなる欠点がある（12 〜 13 ページ，Q3）．

2）チタンとの物性の差
（1）マイクロギャップ
チタンと金パラの弾性係数はともに 100GPa 程度であり，咬合によるひずみは同程度であることから，接合部のマイクロギャップは考えにくい．

（2）適合性，変形
金パラの鋳造法は確立されており，適合性は優れていると考えられる．経年的な劣化に関して，金パラは硬さの大きい材料と対合させると顕著な塑性変形を生じたと報告されていることから[1]，長時間の使用により変形する可能性はある．

3）プラークの沈着
金パラは銀イオンが関与しているせいかチタンよりプラークの付着は少ないと報告されており[2]，この可能性は小さい．

4）対合歯との摩耗
金パラは硬化熱処理を施しても Hv≒250 程度であり，対合歯エナメル質≒350 と比較して小さく，対合歯摩耗は最も少ない部類に入る[3]ことから，この可能性も小さい．

組み合わせによる不快事項　Chapter 2

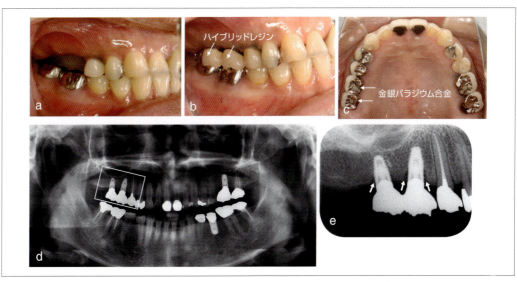

図 4-1　金銀パラジウム合金による上部構造補綴（吉野　晃先生のご厚意による）
37歳，女性．a：術前，b,c：上部構造装着後3年経過，d,e：同部位X線写真．骨吸収像が気になる（矢印）

COLUMN 2

金銀パラジウム合金

　金銀パラジウム合金（金パラ）は，1930年代後半 Au0〜10，Pd20〜30，Ag55〜65，Cu8〜12質量%の合金が盛んに使用された．戦後は JIS に採用され，その後，度重なる改定で Au 量が増加されたが，現在の JIS（T6106-2011）では，Au12%以上，Pd20%以上，Ag40%以上と規定されている．機械的性質が白金加金（タイプ4金合金）と似ていることから，保険適用合金として多く使われている．

　金パラ，白金加金およびチタンの機械的性質を **2-1** に示すが，金パラと白金加金の性質は酷似しており，機械的性質は軟化熱処理で純チタンに，硬化熱処理でチタン合金に近くなることがわかる．

2-1　金パラ，白金加金およびチタンの機械的性質

	熱処理	耐力 (MPa)	引張強さ (MPa)	伸び (%)	弾性係数 (GPa)	硬さ (Hv)
金パラ	軟化熱処理（700℃ 20分，急冷）	260〜410	400〜600	10〜28	—	140〜180
	硬化熱処理（250〜400℃ 20分，徐冷 あるいは as-cast）	650〜830	700〜900	2〜8	80〜100	190〜300
白金加金	軟化熱処理（700℃ 20分，急冷）	300〜440	410〜550	13〜29	—	150〜160
	硬化熱処理（350〜450℃ 20分，徐冷 あるいは as-cast）	480〜720	720〜1,000	3〜8	約100	220〜270
純チタン（2種）	（加工材）	220〜300	340〜510	>23	100〜110	約150
チタン合金 (Ti-6Al-4V)	（加工材）	780〜900	860〜1,000	>10	約110	約320

Q5 微小漏洩によって細菌が侵入し，アバットメントスクリューが変色することはあるのでしょうか？

A すべてのインプラント体‐アバットメント連結で細菌侵入はあるが，デザインによってその様相は異なる．侵入した細菌がイオウ化合物を産生し，アバットメントスクリューを変色させる可能性がある．

図5-1a はチタン製アバットメントスクリューの変色（着色）の例，図5-1b は変色部（四角枠）の元素分析の結果である．アバットメントスクリューの着色部にはスクリュー成分の Ti，Al，V 以外に，S（イオウ）を含む生体由来の元素が検出された．

歯周病原菌が産生したイオウ化合物は，硫化水素を発生し金銀パラジウム合金（金パラ）を変色させることが報告されている[1]．

チタンに対しても，歯周病原菌が産生したイオウ化合物がチタン製スクリューを変色・腐食する可能性がある．特に，周囲液の酸素が不足しているアバットメントスクリューは，口腔内に露出しているアバットメントと酸素濃淡電池を作り，変色・腐食が生じやすい．

また，アバットメント締結時の唾液による汚染は，唾液中の細菌の温床になる危険性があり，要注意事項である．締結時には，清浄なアバットメントとアバットメントスクリューを使用するのはもちろん，エアブローなどにより唾液汚染を避ける対策を講じる必要がある．

テーパージョイントはエクスターナルコネクションより微小漏洩が少ない，締め付けトルクを増加させるとすべてのデザインで漏洩は少なくなるなどの報告[2,3]があるが，2回法インプラントであるかぎり，どのようなインプラント体‐アバットメント連結デザインでも細菌感染は避けられない[4]．細菌のサイズは 0.5μm 程度であり，また細菌が産生する化合物はナノレベルである．

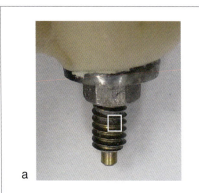
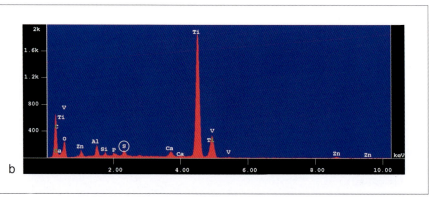

図5-1 チタン合金スクリューの着色（変色）例（a）および変色部（四角枠）の元素分析（b）（河原優一郎先生のご厚意による）

アバットメントスクリューに汚れがある状態でも，酸化チタン膜は十分に機能しているのですか？

物理的に付着している汚れ（着色）であれば，酸化チタン膜は機能していると考えられる．しかし，歯周病原菌が産生したイオウ化合物による着色や，酸性フッ化物やマクロファージが関与した変色であるなら，表面は正常な酸化物が形成されておらず，酸化チタン膜が機能していないおそれがある．

 汚れたアバットメントスクリューを清浄化するのに，どのような方法がありますか？

 新品と交換するのが良いが，スクリューが腐食していない（微細孔がみえない）のであれば，たとえば硫化物の除去にはスルファミン酸やグリコール酸水溶液が適している．また，感染等の汚れを除去するために，塩化ベンザルコニウム（0.02％溶液），スチームクリーナー，グルタラール製剤，グルコン酸クロルヘキシジン（5％ヒビテン液など）を併用した洗浄が勧められている．

ただし，スチームクリーナーに使用する際は清浄な溶液を使用すべきである．また，洗浄後の締結時にクロルヘキシジン入りのペーストを用いることが推奨されている．すなわち，ステリオスインプラントとアバットメントの間に1.8％クロルヘキシジン軟膏を含む密封材を填入し，20Ncmのトルクで締めると細菌の微小漏洩はほとんど防止ができ[1]，また，二次手術時に細菌感染したインプラント内部へ0.2％クロルヘキシジン溶液を応用すると，細菌の増殖を抑制した[2]，などの報告がある．

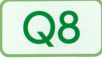 インプラント体に純チタン，細いアバットメントスクリューに強度の大きなチタン合金を使用する組み合わせは大丈夫ですか？

 チタン合金の強度は純チタンの2倍以上あること，また電位差によるガルバニック作用がないことから，チタン合金はアバットメントスクリューに適していると考えられる．

Q9 インプラント体に純チタン，アバットメントスクリューにチタン合金を用いた場合，摩耗の問題やそれに伴う摩耗粉の影響はあるのでしょうか？

A
摩耗による摩耗粉には注意を要する．この摩耗はアバットメントスクリューに緩みを生ずると顕著になることから，緩みが恒常化しないための対策が必要である．

摩耗粉は金属アレルギーの要因になるだけでなく，骨組織／インプラント界面でのマクロファージの貪食→骨溶解性サイトカイン放出→破骨細胞の活性化により，骨吸収を惹起する可能性がある．

図 9-1 はアバットメントスクリュー（Ti-6Al-4V）合金による摩耗を想定し，上部試料に Ti-Al-V 合金を，下部試料に純チタンと Ti-Al-V 合金を配置し，30,000 回の摩耗試験を行った例である．下部試料の摩耗断面積（図 9-1c）をみると，純チタン，Ti-Al-V 合金とも相当量摩耗している．図 9-2 は下部試料の純チタンに認められた上部試料の摩耗粉であり，Al，V が検出された．

このように，アバットメントスクリューの緩みが起こると，純チタンと Ti-Al-V 合金は同種の金属同士に起こりやすい凝着摩耗が生じやすい．

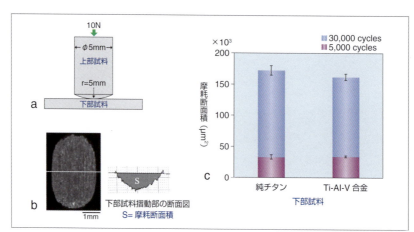

図 9-1 上部試料（Ti-Al-V 合金）による下部試料（純チタンとTi-Al-V 合金）の摩耗
a：摩耗試験の概略図，b：下部試料の摩耗様相と摩耗断面積の求め方，c：下部試料の摩耗断面積

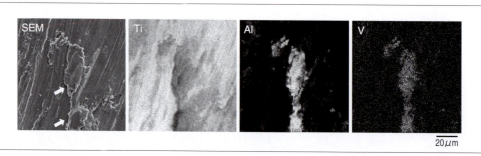

図 9-2 下部試料（純チタン）摺動面に認められた上部試料（Ti-Al-V）の摩耗粉（矢印）とその組成分布

組み合わせによる不快事項　Chapter 2

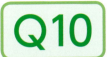 **インプラント体 – アバットメント連結のデザインによって，疲労強度に差が出るのでしょうか？**

A　疲労強度（耐久性）はインプラント体 – アバットメント連結様式によって異なる．

　インプラント体 – アバットメント連結様式が連結部の疲労特性に与える影響を調査した結果，疲労試験による残存率は，エクスターナルコネクション（EH）＞インターナルコネクション（IH）＞テーパージョイント（Morse Taper，MT）の順に大きかった．また，破壊モードを解析した結果，EHとIHではアバットメントスクリューの破壊が最も多く，MTではアバットメントスクリューの変形か破壊が最も多かった[1]．また，インターナルコネクションでもコネクションやスロットの形態によって疲労様相が異なることが報告されている[2]．さらに，疲労破壊はエクスターナルコネクションがインターナルコネクションより優れ，エクスターナルヘキサゴンの高さが長いほうが優れているとの報告がある[3]．

 インプラント体 – アバットメント連結のデザインによって，マイクロムーブメントやマイクロギャップ，スクリューの緩みは異なるのですか？

A　マイクロムーブメント，マイクロギャップ，スクリューの緩みは，エクスターナルコネクションよりインターナルコネクションやテーパージョイントが小さいとの報告が多いが，エビデンスは得られていない．

　マイクロムーブメントはエクスターナルコネクションが他のデザインより大きく[1]，マイクロギャップはエクスターナルコネクションがインターナルコネクションより大きいとの報告が多い[2]．同様にスクリューの緩みもエクスターナルコネクションが大きく，緩みを抑えるには適切な締め付けが必要であるとの報告がある[3]．
　図 11-1 は，各種デザインのインプラント体 – アバットメント連結体に斜め方向の荷重を加えたときに生ずる応力分布を，有限要素法で解析した結果である（赤い部位で応力が大きい）．ミーゼス応力の最大値は，エクスターナルコネクション＜テーパージョイント＜インターナルコネクションの順で小さく，応力集中および接合部の離開もこの順で小さくなっている．頸部の応力集中の面でも，また，マイクロムーブメントの影響という面においてもインターナルコネクションが力学的には不利であり，エクスターナルコネクショ

ンは意外に良い結果が得られている．臨床で最近，エクスターナルコネクションが再評価されていることと関係があるかもしれない．また，今回の応力分布の結果からはテーパージョイントの優位性は証明できなかった．

また，エクスターナルコネクションで疲労強度が大きかったとする報告[2]には，応力集中が小さいことが関連しているとも考えられる．このエクスターナルコネクションは，図 11-2 に示すように，エクスターナルヘキサゴンの高さ（h）が高いと変形が小さく，安定性に優れると考えられる．

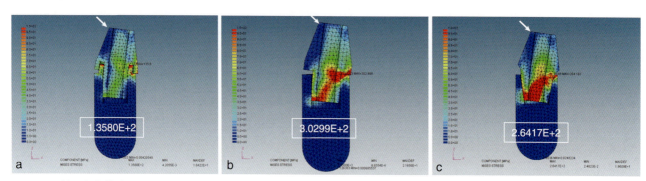

図 11-1　斜め方向荷重時の各種デザインの応力分布（河原優一郎先生，吉野　晃先生のご厚意による）
　a：エクスターナルコネクション，b：インターナルコネクション，c：テーパージョイント
　荷重：矢印方向，角度45°，100N．チタンのヤング率：110GPa，ポアソン比：0.3．骨のヤング率：15GPa，ポアソン比：0.3　数値は最大応力値（MPa）

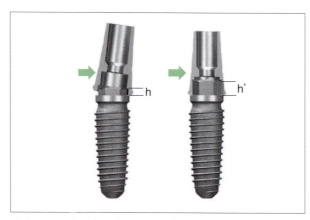

図 11-2　エクスターナルヘキサゴンの高さ（h）が変形に及ぼす影響（Gil ほか，2014[2]）をもとに作成）

COLUMN 3

偏心荷重下での繰り返し負荷がインプラントコンポーネントに及ぼす影響[1]
―エクスターナルコネクションシステムとインターナルコネクションシステムの比較―

　機械的偶発症には，主に前装材料の破折・チッピング，上部構造の脱離，スクリューの緩み・破折等があり，このうちスクリューの緩みは偶発症のなかで約10%であると報告されている．また，スクリューの緩みに影響を及ぼす因子の一つに咬合による外力が挙げられ，咬合時に生じる偏心荷重はスクリューの緩みに影響を及ぼすとされてきた．しかし，偏心荷重によってスクリューが緩みやすいとの一定した見解が得られていないことから，偏心荷重下での繰り返し荷重試験後にスクリューの緩みとインプラントコンポーネントの観察を行うことで，偏心荷重がインプラントコンポーネントに及ぼす影響を検討した．

　使用したインプラントシステムは，直径4.4mm，長さ12mmのエクスターナルコネクション型インプラントとインターナルコネクション型インプラントである（**3-1**）．上部構造として，インプラント中心部から0mm，4mm，8mmの位置に荷重を負荷できるようにした試験用治具を製作し，アバットメントに固定した（**3-2**）．アバットメントスクリューをデジタルトルクメーターを用いてメーカー推奨値で締結した後，ISO14801に準じた繰り返し荷重試験を各条件3回ずつ行った（**3-3**）．荷重条件は，最大荷重を100Nと300Nの2種類に設定し，100万回，2Hzとした．試験後の除去トルク値を計測しスクリューの緩みとして評価するとともに，SEM観察を行った．インターナルコネクションでは試験後マイクロフォーカスX線透視/CTシステム（マイクロCT）にて撮影後画像解析を行った．

　以上の結果，エクスターナルコネクションでは荷重位置の変化と荷重量の増加に伴い，除去トルク値は低下傾向を示し（**3-4a**），インプラント体，アバットメントの回転防止装置の変形は，荷重位置の変化と荷重量の増加に伴い，大きくなった．インターナルコネクションでは荷重位置の変化と荷重量が増加したにもかかわらず，除去トルク値に差は認められなかった（**3-4b**）．しかし，インプラント体，アバットメントの回転防止装置の変形は荷重位置の変化と荷重量の増加に伴い，大きくなった．また，マイクロCTの画像解析の結果，インターナルシステムにおいては回転防止装置での変形が確認された（**3-5**）．

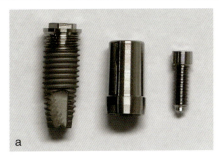
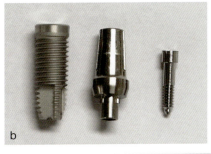

3-1 エクスターナルコネクションシステム (a)，インターナルコネクションシステム (b)
　φ4.4mm × 12mm，両システムともバットジョイントコネクション

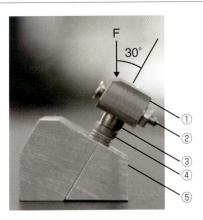
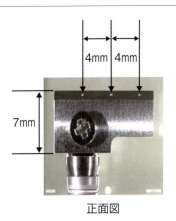

正面図

①上部構造（実験的に製作），②サイドスクリュー
③アバットメント，④インプラント体，⑤試料ホルダー

インプラントシステム	荷重位置	荷重
エクスターナル	0mm	100N
インターナル	4mm	300N
	8mm	

3-2 試験用治具と実験条件

以上より，エクスターナルコネクションでは除去トルク値を計測することで偏心荷重による影響を評価できる可能性があるが，インターナルコネクションでは，コンポーネントの変形や破折が起こってしまうことから除去トルク値の計測だけでは偏心荷重による影響を評価することが困難であることが示された．

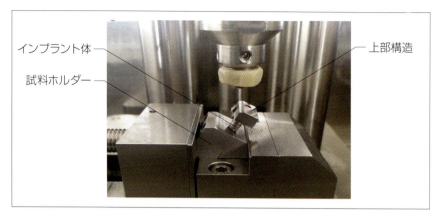

3-3 繰り返し荷重試験

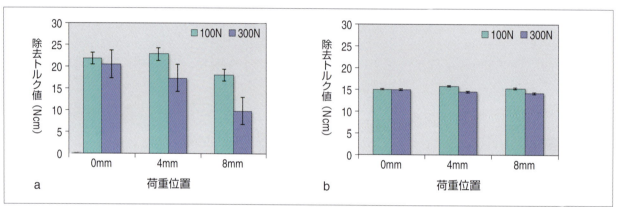

3-4 除去トルク値
　a：エクスターナルコネクションシステム，b：インターナルコネクションシステム

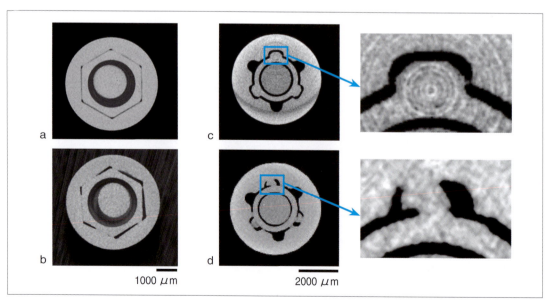

3-5 回転防止装置のマイクロCT像
　a：エクスターナル（繰り返し荷重前），b：エクスターナル（繰り返し荷重後），c：インターナル（繰り返し荷重前），d：インターナル（繰り返し荷重後）

Chapter 3 市販インプラント表面

Q12 市販のインプラントは，どのような表面をしているのですか？

さまざまな表面（表面形状や組成）をもつインプラント材が市販されており（図 12-1），それらを分類しコード化した報告がある[1]．

　表面形状で分類した市販インプラントの全体像と SEM 写真を図 12-2 に示す．図中に表面粗さを付記するが，主に従来からの二次元表示法の算術平均粗さ（Ra）を使用し，三次元表示法の Sa については，測定領域が明示されていないことが多いので，参考程度に記す．

　なお，市販インプラントの組成は，純チタン（2 種，4 種），チタン合金（Ti-6Al-4V）がほとんどである．

　各種表面形状の特徴を以下に示すが，表面形状を変えると同時に表面性状も変化してしまうので，注意を要する．

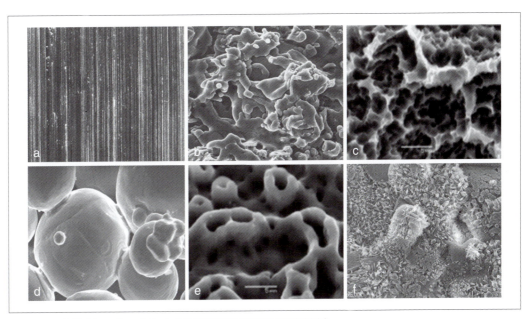

図 12-1　市販チタンインプラントの表面形状の代表例（倍率任意）
　　a：機械加工，b：TPS（チタンプラズマ溶射），c：SLA（ブラスト＋酸エッチング処理），d：球状チタン焼結，
　　e：陽極酸化（マイクロアーク酸化），f：HA コーティング（FINESIA HA，京セラ提供）
　　微細構造をもつ粗面は，マイクロ構造＋ナノ構造の相乗効果により骨形成能に優れるが，製品間で大差ない

分類	製品名・特徴	全体像	SEM像（x100）	SEM像（x5000）
機械加工 (machined/turned) Ra：0.1〜0.4μm Sa：0.1〜0.3μm (machined/turned)	BioHelix Full Thread (Brånemark Integration)			
	Fixture Original (Brånemark Integration)			
	P-I Brånemark Philosophy (Exopro)			
機械加工 SLA	3i Osseotite Implant (Implant Innovations)			
	セティオ (ジーシー)			
ブラスト＋酸エッチング（SLA） Ra：1.3〜2.1μm Sa：1.2〜1.9μm	セティオ Plus (ジーシー)			
	インプラントⅢ S (ブラトン)			
	OsseoSpeed (Astra Tech Dental)			
	ANKYLOS plus (Dentsply Friadent)			
	SLA SS (straumann)			

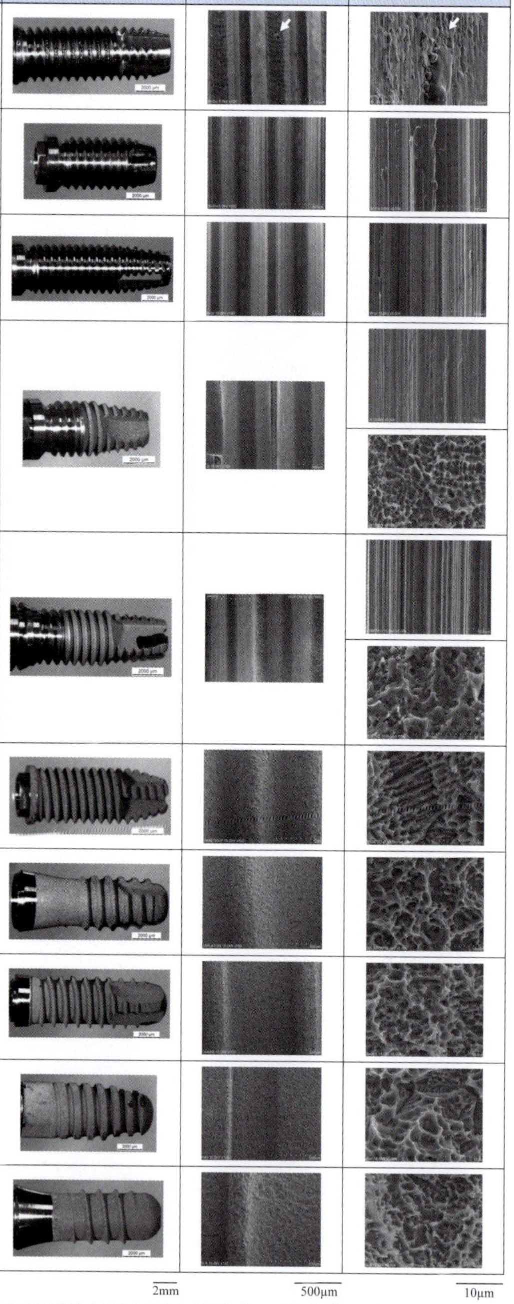

図 12-2　市販チタンインプラント体の表面形状（小宮山彌太郎先生，飯島俊一先生のご厚意による）

1）機械加工（machined/turned）

　チタン丸棒を旋盤加工された機械加工面であり，微細な線状痕をもつ．いうまでもなく，ゴールデンスタンダードとされる Brånemark インプラントシステムの表面である．このうち BioHelix Full Thread は，通常の旋盤加工による機械加工面と異なり，スレッド内部に微細な凹凸が観察される（図 12-2 矢印）が，これは機械加工とレーザーマイクロ加工を併用していることによる．

2）ブラスト＋酸エッチング（SLA）

　SLA は Sand-blasted with Large-grit and Acid-etched の略称であり，粒径 250〜500μm

分類	製品名・特徴	全体像	SEM像(x100)	SEM像(x5000)
SLA+親水化	SLActive (straumann) チタン合金 (ROXOLID)	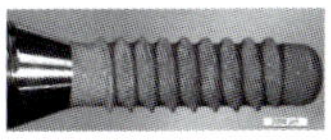	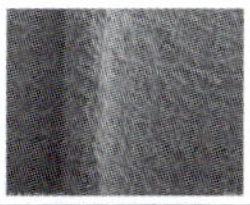	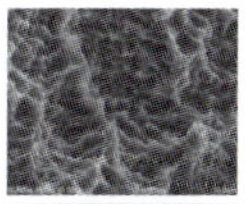
	SPI ELEMENT INICELL (Thommen Medical) APLIQUIQ液付属	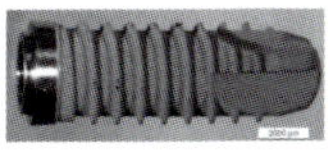	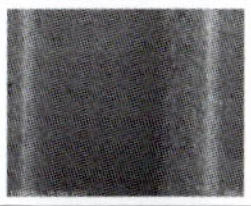	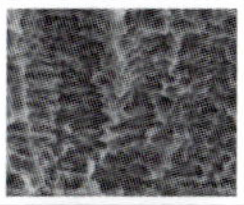
放電陽極酸化 Ra：0.8～1.5μm Sa：0.5～1.3μm	Brånemark Systems MkIII TiU RP (Nobel Biocare)	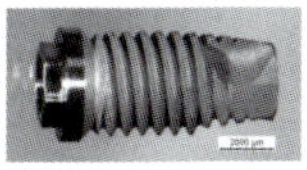	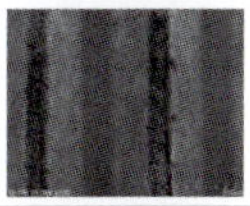	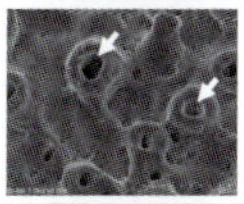
	TiUnite MkIII (Nobel Biocare)	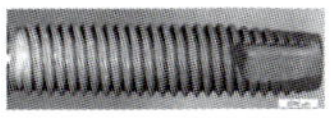	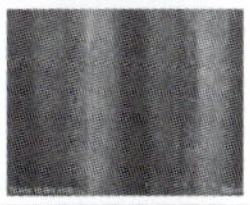	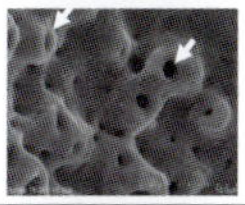
HA/Blast処理 Ra：0.9～2.5μm Sa：0.5～1.6μm	POI EX HACEX (京セラ)	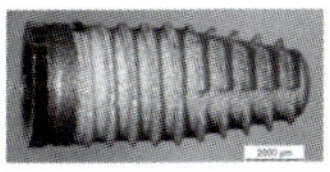	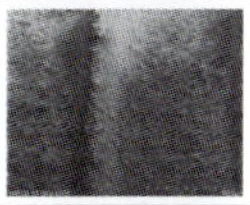	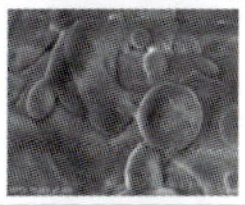
	アルファタイト (ケンテック)	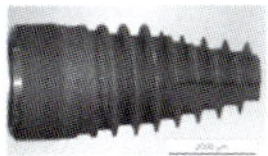	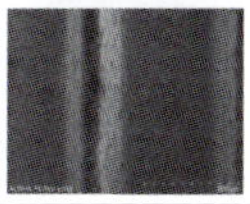	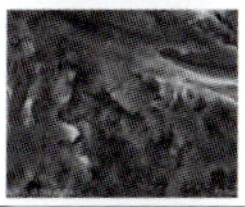
	OSSTEM IMPLANT US II (OSSTEM)	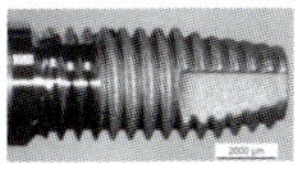	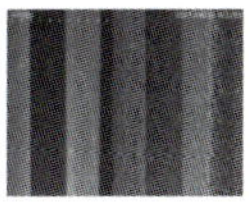	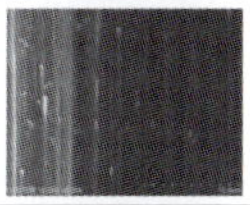 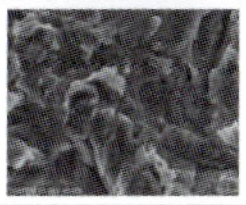

図12-2 市販チタンインプラント体の表面形状（小宮山彌太郎先生，飯島俊一先生のご厚意による）

のアルミナやほかの砥粒によるサンドブラスト処理後，塩酸，硫酸などの混酸によるエッチングを行った処理である．サンドブラストで粗面を形成し，さらにエッチングを行うことにより，マイクロ構造とナノ構造を有する微細構造を呈しており，これらの相乗効果により，骨形成に有効な微細環境を与えるといわれる．

なお，一部のインプラント表面には微細粒子が突き刺さったようなような像が観察されることがある（**図12-3**）．この微粒子はアルミナであり，ブラスト時にチタン基材に突き刺さったアルミナ粒子が完全に除去できなかったことによる．

3) SLA＋親水化

SLActiveは，ブラスト処理と酸処理を施す工程はSLA処理と同じであるが，処理直後に窒素雰囲気下で表面を清掃し，ただちに生理食塩液の入ったガラスチューブに入れシールドされ，インプラントは溶液の入った保存瓶に入れられて提供される．これにより超親水性を示す（マテリアル編103～104ページ）．

SPI ELEMENT INICELLはインプラント本体（INICELL）とAPLIQUIQと称される溶液が同梱されており，指示書には本溶液には0.05M NaOHを含むと記されている．INICELLを付属溶液に10分間浸漬し軽く水洗すると，本インプラントは超親水性を示す．この理由は，SLA表面と同様な表面形状とNaOH処理による主にチタン酸ナトリウムの形成が相乗的に働くためと考えられる．

4）陽極酸化（anodic oxidation）

電気分解の際のアノード（陽極）で起こる酸化反応を利用した表面処理であり，通常より厚い100nm以上の酸化チタン被膜を形成する（FINESIAなど）．光の干渉（ニュートン環）によって表面色が変化し，酸化膜の厚さが120nm程度では金色を呈する．

その他の陽極酸化として，リン酸溶液中での放電陽極酸化（マイクロアーク酸化）処理は，表面には微細孔（図12-2矢印）をもった独特の表面形状を呈する（TiUniteなど）．

5）アパタイト／ブラスト処理（HA/Blast）

本表面にはBioactiveな表面を期待して，ハイドロキシアパタイト（HA）をコーティングしたものや，HAを空気圧によりブラスト処理したものがある．POIはフレーム溶射法によりHAをコーティングした表面を呈している．アルファタイトはHA粒子を空気圧によりブラスト処理して形成される．本法は粗面を形成するという従来のブラスト効果を期待するのではなく，HA粒をブラストして（吹きつけて）基材に圧着することを目的としている．また，OSSTEMはHA粒子によるブラスト後に酸処理されており，カルシウムの残存は微量である．

6）その他

（1）チタンプラズマ溶射（titanium plasma-sprayed, TPS）

基材にチタン粉をプラズマ溶射して作られる（Ra, Sa：5μm以上）．

（2）球状チタン焼結（Sintered porous-structured）

チタンもしくはチタン合金の球状粉をチタン表面に焼結して作られる．多数の空孔をもち，その大きさは球状粉の粒度により調節可能である．球状粉間に細胞が入り込み骨基質を形成する．

（3）放電加工（electrical discharge machined）

ワイヤー放電加工により処理され，表面は規則正しい凹凸が形成される．表面は比較的厚い酸化膜が形成される．

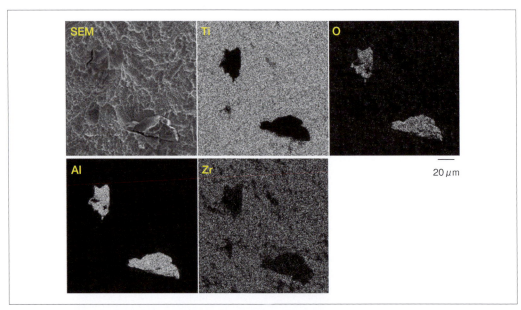

図12-3　一部のSLAインプラント表面にみられる微細粒子の元素分析

Q13 どのような表面形状が，早期のオッセオインテグレーションに好ましいのでしょうか？

A マイクロとナノの形状をもったインプラントが，早期の骨形成に優れるといわれている．

　最近になって，ナノテクノロジーを応用したナノレベルの表面形状を付与した新素材インプラントの開発研究が進められている．特に，マイクロ形状とナノ形状の相乗効果（synergic effect）が注目されている．ナノ形状の付与は，生体の骨組織表面の微細構造に模倣したことから始まる．骨組織は，コラーゲンを主成分とした細胞外マトリックスにアパタイト結晶が沈着したナノ構造複合体である（図13-1）．骨芽細胞や破骨細胞は骨組織表面に付着することから，このようにナノレベルの構造が生体反応に重要な役割を果たすのではないかと考えられるようになった．

　さらには，貝殻と貝柱の接着部分のSEM写真（図13-2）が示すように，自然界にある表面形状はオッセオインテグレーションの解明に繋がるかもしれない．このように，バイオミメティクス（biomimetics）と呼ばれる「自然に学ぶものつくり」に関する研究開発がクローズアップされ始めている．

　機械加工と酸化処理を施したチタン上で間葉系幹細胞の挙動を調査した報告では，細胞初期接着，分化とも酸化処理面で亢進がみられた[1]．この理由として，ナノレベルでの表面構造の違いが考えられた．すなわち，図13-3に示すように，ミクロレベル（1,000倍）の観察では，機械加工面が少し粗く，測定範囲49μm×49μmでの粗さSa値も304nm

> **自然界にあるラフサーフェイス**
> 図13-2はホタテ貝の殻の内側のSEM像である．自然界にあるラフサーフェイス，貝殻と貝柱の接着機構の解明は，オッセオインテグレーションのヒントになるかもしれない

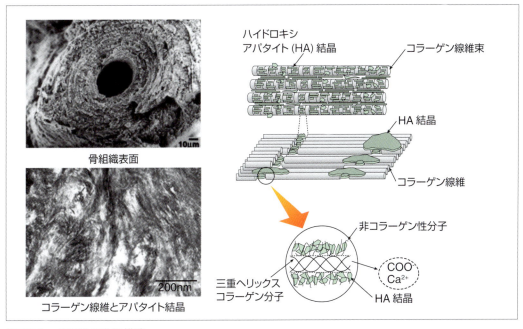

図13-1　骨組織の微細構造
　骨組織表面はコラーゲン線維とアパタイト結晶のナノ構造複合体で構成されている

と酸化処理面の208nmより大きい．しかし，ナノレベル（100,000倍）の観察では，酸化処理面でナノ形状が顕在化し，測定範囲5μm×5μmでの粗さSa値は機械加工面46nmに対し78nmと逆転している．この傾向は，実質的な表面積の大きさの指標Sdr値で顕著となっている（表面粗さの表し方はマテリアル編49〜50ページ）．

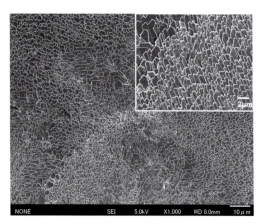

図13-2 ホタテ貝の殻内面（貝柱の接着部分，右上拡大図）（河原優一郎先生，吉野 晃先生のご厚意による）

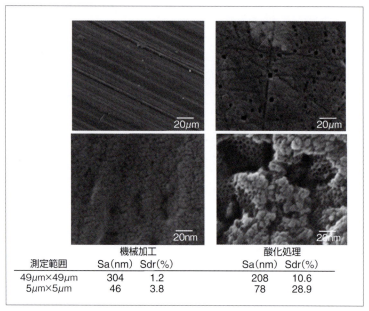

図13-3 機械加工面と酸化処理面のSEM像と粗さ特性値（Annunziataほか，2012[1]）
上段×1,000，下段×100,000

Q14 表面形状に関する in vivo 研究は，どうなっていますか？

A 中程度の粗さは，オッセインテグレーションや骨接触率を亢進するとの報告が多い．

　In vivo 研究は，*in vitro* 研究では解明できない骨芽細胞と破骨細胞の関係をはじめ，血管新生，生理活性物質，荷重の影響なども包含しており，より臨床に近い知見が得られる．

　粗面は滑面に比べて表面積が増加し，骨とインプラント界面の結合力が増加する．また，粗面のインプラントは滑面インプラントと比較し，荷重を伝達しやすいとの報告がある．さらに，粗面は創傷治癒時に血餅を豊富に貯えることができ，血管新生と骨形成を有利にするともいわれている．粗面の程度の比較では，算術平均粗さRaが1.1〜1.5μmの表面が強固な骨結合を得ると報告されている．さらに，ブラスト処理インプラントは機械加工インプラントより骨結合性が増加したとの動物実験は多い．

　ブラスト＋酸エッチング処理面は，他の表面より有意に骨接触率が増加したとの報告が多い．この表面は「中程度の粗さ」の代表であるが，粗さの指標のRa値のみで評価され

るものではなく，ブラストにより大きな凹凸を付与して表面積を増し，その上に酸処理による微細構造を付与する表面の形状（テクスチャ）が影響するためと考えられる．

以上の *in vivo* 研究では，粗面は滑面に比べて早期のオッセインテグレーションに優れる結果が示されているが，臨床研究の報告が少ないこともあり，エビデンスに向けた今後の臨床研究が望まれる．

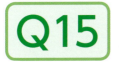 **チタンプラズマ溶射とブラスト＋酸エッチング処理では，どちらがオッセオインテグレーションしやすいのですか？**

 ブラスト＋酸エッチング処理（SLA）形状のインプラントが，早期の骨形成に優れるといわれている．

イヌ下顎骨でのチタンプラズマ溶射（TPS）表面とSLA表面をもつインプラントを比較した研究では，SLA面が初期の骨接触率および負荷後のリモデリング時の骨接触率に優れていたことが報告されている．この結果の妥当性は，表面形状と骨形成能の関係の結果からもうなずけるところがある．すなわち，TPSは大きな「うねり」をもつ粗面であるのに対し，SLAは大きな「うねり」の上にさらに小さな粗面が形成されている（図15-1）．このように，マイクロ構造とナノ構造の付与は，骨形成に有利に働くことが確認されている．

また，図15-2に示す文献検索では，SLAインプラントとTiUniteインプラントの比較では両者に大きな差がなく，また，SLAとFRIADENT® plusを比較した結果でも，これらのインプラントの骨形成能には差を見出せなかった．以上，これまで述べてきたように微細構造をもつ粗面形状であるなら骨形成能に大差がないことが明らかとなり，現在のインプラント表面形状のスタンダードとなっている．

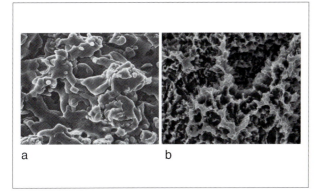

図15-1 チタンプラズマ溶射（a），ブラスト＋酸エッチング処理（b）の表面

Systematic review
Clin Oral Impl Res, **20** (Suppl. 4)：185-206, 2009
Clin Oral Impl Res, **20**：1146-1155, 2009

TPS vs SLA
J Biomed Mater Res, **40**：1-11, 1998
Clin Oral Implants Res, **13**：144-153, 2002

Brånemark implant vs TiUnite
J Mater Sci Mater Med, **21**：969-980, 2010
J Biomed Mater Res, **92A**：1552-1566, 2010

SLA vs TiUnite
Clin Oral Impl Res, **20**：1146-1155, 2009

SLA vs FRIADENT® plus
Biomaterials, **25**：1429-1438, 2004

図15-2 表面形状と骨形成能（文献）
微細構造をもつ粗面形状は骨形成能に優れるが，製品間で大差なし

Q16 機械加工面をもつインプラントが少なくなっている理由は，何ですか？

A 機械加工面は粗面と比較し骨形成が遅く，初期固定の時間が長くなることは一般的に認知されている．しかし，粗面は軟組織適合性に関しては不利であると言われている[1,2]．

　これらを考慮してか，3i Osseotite Implantやセティオは，機械加工と粗面加工を組み合わせている．機械加工された滑らかなインプラント上部が軟組織トラブルを軽減し，粗面加工された下部が骨組織との親和性を高め，治癒期間の短縮に貢献することを期待している．

　また，チタンのオッセオインテグレーションは有機質を介した間接的結合であり，この結合は強くないので，この構造物は外力を緩和する緩衝物として界面に存在していると考えられている．このように，機械加工面の骨との強くない結合は，インプラント/骨界面に応力が発生しにくく，荷重下において正常に機能しやすくなるばかりでなく，高齢になり撤去せざるをえない状況が生じたときは有利になると考えられる．

Q17 市販インプラントの表面性状は、どうなっていますか？

A 最近の代表的な市販インプラントの表面組成，接触角，表面粗さを表17-1に示す．ただし，表面形状を変えないで表面性状のみを変化させることは事実上不可能であるので，それぞれのインプラントの表面形状も示す（図17-1）．

1）放電陽極酸化処理：TiUnite（Nobel Biocare）

陽極酸化処理のうち，TiUniteはリン酸溶液中で放電陽極酸化（マイクロアーク酸化）法により製作される．この処理により，表面には微細孔をもった独特の表面形状になる．また，通常のチタンインプラントより厚い酸化膜が形成される．表面組成は，チタン，酸素，炭素に加えて，相当量のリンを含む（リン酸溶液由来と思われる）．また，酸化膜はチタン酸化物（TiO_2）に加え，リン酸チタンや水酸基を含む[2]．

TiUniteインプラントの骨形成能に関しては，機械加工インプラントと比較した報告が多い．*In vitro*試験では，機械加工インプラントより骨芽細胞の初期接着，骨分化マーカーの発現は大きいが，増殖率では両者に差がない．ラットに埋入した*in vivo*試験においては，機械加工インプラントに比べ炎症性サイトカイン（TNF-α，IL-1β）の発現量が少ない一方，骨転写因子のRunx2や後期骨分化指標のオステオカルシンの発現が上昇している[3]．興味深いことに，骨吸収マーカーであるTRAPやカテプシンKの発現も上昇している．これはTiUniteインプラントにおいてリモデリングが亢進していることを意味している．

2）フッ化物処理：OsseoSpeed（Astra Tech）

OsseoSpeedインプラントは，ブラスト処理と酸エッチングを施して粗面を形成した後

COLUMN 4

チタン酸化膜が厚いほうが骨形成能に優れるか？

チタン酸化膜の膜厚に関して，膜厚が厚いほうが骨形成能に優れるとの報告が多い．しかしよくみてみると，これらの報告は酸化膜の厚さのみに言及しており，表面形状を一定にしていない比較が多い．酸化膜を厚くしようとすると，必然的に表面は粗面になるからである．

表面粗さを一定にして酸化膜の厚さのみを変化させた実験では，骨接触率は酸化膜の厚さには影響されなかったと報告されている[1]．この結果には妥当性があると考えられる．なぜなら，組織液や細胞がインプラント表面に接したとき，細胞の吸着や分化に影響を与えるのは表面の数原子層（数ナノメートルレベル）であり，それ以上の厚さは細胞動態に影響を与えることは考えにくい．ただし，金属チタン中には自由電子があり，これが細胞動態に与える影響については検討する余地がある．

チタンは大気中にさらされると瞬時に数ナノメートルの酸化層を形成する．したがって，細胞に影響する酸化膜は通常のチタン表面ですでに形成されており，特別な処理を施して酸化膜を厚くすることには大きな意味が考えられない．むしろ酸化処理により表面形状が粗造化する意義が大きいと考えられる．また，チタン合金においては厚い酸化膜が形成すると，下地の合金元素が溶出しにくい利点がある．

に，4%程度の酸性フッ化ナトリウム（NaF）溶液（pH=3.0〜3.5）に浸漬して製作される．あるいは，ブラスト処理後に希釈したフッ化水素酸（HF）で表面処理され提供される．表面分析では，わずかではあるがフッ素が検出され，その構造はC-F結合であることをうかがわせている[2]．

フッ化物は，骨芽細胞様細胞の増殖とALP活性を促進し，また海綿骨の密度とコラーゲンの骨組織への取り込みを増強することが報告されている[4]．In vitro 試験において，OsseoSpeed インプラントは骨芽細胞の骨転写因子である Runx2 や骨形成遺伝子の産生を促進することが，また In vivo 試験においても，OsseoSpeed インプラントは早期の骨接触率の増加が報告されている[5]．

ただし，OsseoSpeed インプラントに存在するフッ素量はわずかであることから，その化学的な表面改質効果は疑問である．表面形状，特にナノ構造が骨形成に大きく影響するため，OsseoSpeed インプラントの骨形成能は，このナノ構造によるものか，フッ素化合物の影響かを注意深く検討しなければならない．

3）ハイドロキシアパタイトコーティング

Bioactive な表面を期待して，リン酸カルシウム，特にハイドロキシアパタイト（HA）を被覆したものである．溶射法による厚膜タイプ（30〜150 μm）が最も普及しているが，膜剥離などの問題から現在はさまざまな手法で緻密な超薄膜（3 μm 以下）をコーティングする方法が検討されている．その他，HA をブラストしたタイプがある．

表 17-1　最近の代表的な市販インプラントの表面組成，接触角，表面粗さ

分類	代表例	表面組成（原子 %）				接触角（°）	表面粗さ（Sa, nm）[1]	
		Ti	O	C	その他		50×50 μm**	1×1 μm**
放電陽極酸化	TiUnite	19.3	55.4	25.3	P	31	1100	33
フッ化物処理	OsseoSpeed	19.0	50.3	30.7	F*	133	1400	22
HA コーティング	POI	0	61.6	15.2	Ca, P, Al	5	-	-
SLA+ 親水化	SLActive	19.9	51.2	26.8	Zr, Al	0	1750	97

* 極微量　　** 測定範囲，- 未測定

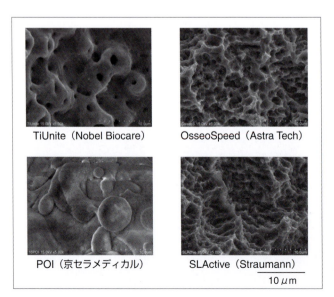

図 17-1　代表的な市販インプラントの表面形状

4）超親水性表面：SLActive（Straumann）

　SLActive は，ブラスト処理と酸処理を施す工程は SLA 処理と同じである．ただし，SLActive は SLA 処理直後に窒素雰囲気下で表面を清掃し，ただちに生理食塩水の入ったガラスチューブに入れシールされる．この製造・保存法により，表面の炭素量は減少し水酸基の量が増す．結果的に，接触角がほぼゼロの超親水性が保たれる．

　SLActive インプラントの骨形成能に関しては，SLA インプラントと比較した報告が多い．*In vitro* 試験では，SLA インプラントより骨芽細胞の初期接着が大きく，骨分化マーカー（ALP 活性，オステオカルシンなど）の発現量も多い．*In vivo* 試験においても，骨接触率（BIC）がビーグル犬埋入 2 週間で SLA インプラントより有意に大きくなるとの報告が多い[6]．

　臨床報告では，初期安定性の指標である ISQ 値（Implant Stability Quotient Value）の向上を認めるが，インプラント残存率や骨吸収程度は SLA インプラントと差が見られない．*In vitro/in vivo* 研究をまとめると，SLActive インプラントは SLA インプラントより初期の骨反応は亢進するが，6〜8 週間後には両者の差がなくなる．また，ヒトを対象にした臨床実験において，2〜4 週後の追跡調査では SLActive インプラントで高い骨接触率を示したが，6 週間後のでは両者に差がなくなるとの報告があり[7]，臨床的エビデンスの構築が待たれる．

COLUMN 5

SLActive でみられるナノ構造

　SLActive は，超親水性を示すだけでなくナノ構造を呈する表面を有し（*5-1*），これらの相乗効果により骨形成能に優れるとの報告がみられる[1]．

　このナノ構造の形成機序は十分に解明されていないが，0.9%NaCl 溶液のみではなく，水中保存でも形成され，組成は酸化チタン（主成分はルチル）であると報告されている[2]．

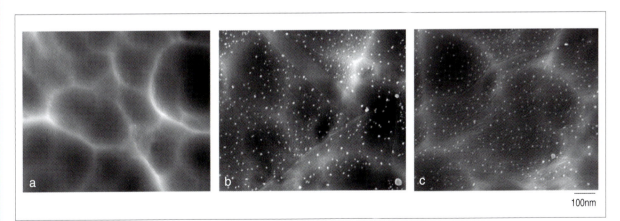

5-1　各処理のナノ構造の違い
　a：SLA（ブラスト + 酸エッチング処理後，大気中保存）
　b：mod-SLA（ブラスト + 酸エッチング処理後，0.9%NaCl 溶液，pH=5 に保存）
　c：Plasma（SLA 試料に酸素プラズマ処理を加え，0.9%NaCl 溶液，pH=5 に保存）

Chapter 4 HAコーティングインプラントの特徴と問題点

Q18 ハイドロキシアパタイトなどのリン酸カルシウムは，チタンより骨形成能に優れますか？

A リン酸カルシウムはチタンより骨形成能に優れる．

　リン酸カルシウム（CaP）がチタンより骨形成能に優れることは，多くの報告で明らかとなっている．*In vitro* 試験においても，ALP活性，Ⅰ型コラーゲン，オステオカルシンの産生，骨形成に関与するタンパクや細胞外基質（ECM）を多く生成することが確認されている．また，ハイドロキシアパタイト（HA）コーティングインプラントはインプラント側から骨形成が行われる contact osteogenesis とされ，チタンの distance osteogenesis と区別して，バイオインテグレーションなどと呼ばれたりする[1]（図18-1）．

　インプラント用セラミックス材料のなかで，生体活性材料はHA，リン酸三カルシウム（TCP）であり，ともにCaPに含まれる（マテリアル編123ページ，付表）．

　骨形成能に優れるメカニズムとして，①結晶性CaP上に骨の無機質成分がエピタクシャルに成長しやすい，②CaP膜から溶解が起こり局部的なカルシウムイオン濃度が高まり，骨芽細胞を活性化させコラーゲンの分泌を高める，③骨芽細胞を伝導するタンパク質が多量に吸着する，が考えられている．

　CaPと親和性のある骨性タンパク質としては，オステオポンチンやオステオカルシンが知られている．オステオポンチンは骨芽細胞の細胞膜貫通タンパクであるインテグリンに結合し細胞とCaPの吸着性を向上させ，オステオカルシンは骨芽細胞の遊走性を高める．細胞がつくりだした新生骨はHAが主成分であるため，CaPセラミックス上で析出したHAと結晶学的に連続性をなし，骨と直接結合することになる．

　その他の生体活性材料としては，生体内で表面にカルシウムとリン酸に富む層を形成し，それを介して骨と結合するといわれるバイオガラス（Bioglass），β-ウォラストナイトを含む結晶化ガラス（AWセラミックス）が紹介されている．バイオガラスではその表層にまずシリカゲル層が形成され，その上にHA層を生成することが知られている．

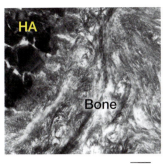

図 18-1　ハイドロキシアパタイトの骨形成能（見明康雄先生のご厚意による）
　左：ハイドロキシアパタイトと骨の直接結合

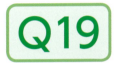 HA コーティングインプラントは有効ですか？

 コーティング膜が緻密でチタンとの密着性が良ければ，骨形成に有効である．ただし，溶射法による HA コーティング（厚膜）インプラントは膜が剥離（脱落）しやすく，予後が不安定になりやすい．

　ハイドロキシアパタイト（HA）は脆いので単独では使用不可であり，チタンにコーティングして使用されるが，コーティング膜とチタン基材の剥離が問題となる．
　図 19-1 は溶射法による HA コーティングインプラントの除去例である．図 19-1a のように，HA 膜は骨と結合しやすく一部は骨が付着しているが，その他の部位は膜が消失している．図 19-1b はコーティング膜が脱落している．また，図 19-1c は線維性被包のようにみえる．このように，さまざまなタイプの不良例がある．
　また，図 19-2 はルートフォームタイプに HA をコーティングしたインプラントの膜剥離例である．図 19-2a の白色部（A）からはカルシウム，リンが検出され，コーティング膜であることがわかる．一方，図 19-2a の母材露出部（B）ではコーティング膜の主元素カルシウム，リンはごくわずかで，かわりにチタン，アルミニウムが多く検出され，膜が剥離したことがわかる．アルミニウム量が多い理由は定かではないが，母材合金の Ti-Al 合金からのアルミニウム，ブラスト処理時のアルミナの残存，HA コーティング膜とチタン母材の結合力を上げるために施したアルミナの存在が考えられる．この剥離はテーパータイプであるために，埋入時に過度のトルクが生じたことによるとも考えられる．
　市販 HA コーティングインプラントは，プラズマ溶射法（約 10,000℃）や比較的低温なフレーム溶射法（約 2,700℃）により厚さ 20〜100 μm の HA をコーティングして製作される．また，リン酸カルシウム（TCP）をプラズマ溶射した後に急冷し，水熱処理により HA を析出させる方法によって製作されたインプラント材も市販されている．これら

HAコーティングインプラントは，前述したようにチタンインプラントより骨形成能に優れるが，① チタンインプラントと比較し炎症症状の進行が速い，② コーティング膜がチタン界面で剥離する，などの問題点も指摘されており，長期的にはチタンインプラントより信頼性が劣っているとの評価がある．

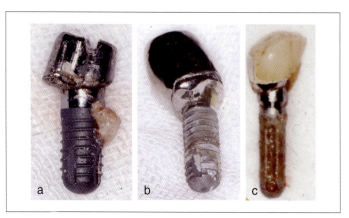

図 19-1　溶射法による HA コーティングインプラントの除去例（加藤英治先生のご厚意による）
　a：膜消失（一部は骨が付着），b：膜の一部脱落，c：線維性被包

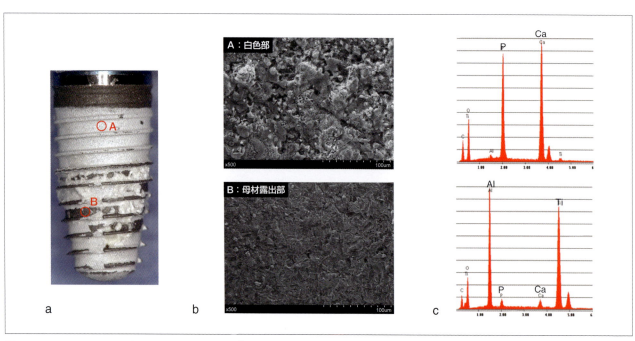

図 19-2　HA コーティング＋ルートフォームインプラントの膜剥離例（吉野 晃先生のご厚意による）
　a：全体像，b：A，B 部の SEM 像，c：A，B 部の元素分析
　検体：HA コーティング＋ルートフォーム，使用期間：埋入 1 カ月以内，抜去理由：オッセオインテグレーション不獲得

Q20 ハイドロキシアパタイト溶射膜の剥離や脱落は，なぜ起きやすいのですか？

A コーティングの過程でハイドロキシアパタイト（HA）が熱分解を受け，溶解度の大きな成分が膜内に生じ，その成分が溶解して膜が脱落するためである．

　生体内に埋入されたHAコーティング膜が酸性下におかれたとき，膜の溶解・剥離の問題が生ずる．pHの低下は，生体内で炎症を生じたときや口腔内での細菌の酸産生によって生ずる．コーティング膜が骨縁上に露出した場合を想定して，pH＝6の生理食塩水中で市販の溶射法によるHAコーティング膜の溶解性試験を行った結果（図20-1），コーティング膜はpH＝6という比較的酸性度の小さな溶液中でも溶解した[1]．

　溶射膜断面のSEM像の一例を図20-2に示す．コーティング膜は層状の構造をなし，ポーラスな部分も存在する．膜の組成は不均一であり，チタン基板との密着性は悪く，水分が界面に達すると膜の脱落が生じる．この理由は，コーティングの過程でHAが熱分解を受け，α-TCP，TeCP，CaOなどが膜内に生成し，これら溶解度の大きな成分が溶解・脱落したためである．溶解は溶解度の大きな成分は溶出し終わるまで続き，膜厚の大きなインプラント材ほどカルシウムの溶出量が大きい．また，溶射後水熱処理する方式においても，水熱処理ではα-TCPをすべてHAに転換できていないものと推察される．

　この溶解には膜の剥離，あるいは微細粒の脱落がみられ，脱落した微細粒はマクロファージの貪食により炎症を助長し，膜の消失をさらに早めると推察される．

> **HAフレーム溶射法と真空熱処理**
>
> フレーム溶射法は約2700℃とプラズマ溶射法より低温であるため，コーティング膜の熱分解は比較的少ない．さらに，溶射後の真空中熱処理（650℃3時間）により結晶化され，アパタイトとなる製品もある（POI-EX　ファイナタイト，京セラ）．

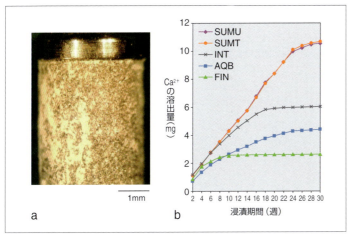

図20-1　生理食塩水中（pH＝6）でのHAコーティングインプラントの溶解試験（図中の英字は商品名の略号）
　a：浸漬1カ月後の光学顕微鏡像．膜からの微細粒の脱落がみられる
　b：Ca^{2+}溶出量の経時的変化．厚膜ほど溶出量が多い

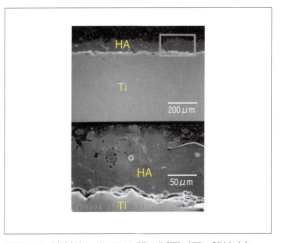

図20-2　溶射法によるHA膜の断面（下：強拡大）
　膜：厚い，ポーラス，組成不均一（溶解度の大きな成分を含む）．密着性が悪く剥離がみられる．脱落した顆粒がマクロファージに貪食され，炎症を助長し，膜の消失をさらに早める

Q21 溶射法HAコーティングインプラントの取り扱いの留意点は何ですか？

A コーティング膜の完全な骨中への埋入，およびインプラント埋入窩の精密な形成が必要である．

図19-1に示したように，さまざまなタイプの不良例があり，必ずしも一つの原因によるものではないと考えられる．取り扱いの留意点を以下に示す（図21-1）[1]．

1) コーティング膜の剥離・脱落（図21-1a）

この原因には，インプラント周囲のpHの低下によるコーティング膜の脱落，あるいは埋入時の応力集中による膜の剥離が考えられる．

pHの低下は，インプラント頸部へのプラーク付着によりポケット内が酸性条件下に傾いたときや，顎骨内で炎症が生じたときに惹起されると推察される．すなわち，埋入時にネック部コーティング膜の一部が骨中より露出していたために，その部位にプラークが付着してポケット内が酸性に傾き，コーティング膜の溶解・剥離が起こった．さらに，感染がコーティング膜のポーラス部やコーティング膜-チタン界面を介して全体に広がり，膜が消失した．この対策として，コーティング膜が完全に骨中に埋入するよう留意すべきである．

ほかの原因として，隣在歯に根尖病変があり，病変がインプラント周囲まで及び，コーティング層が消失したことも考えられる．したがって，根尖病変などの炎症部位が近接していないかなど，周囲骨の状態を精査することが重要となる．

2) 線維性被包（図21-1b）

これにはインプラント埋入当初よりインプラントと骨（特に緻密骨）が緊密に密着せず上皮の侵入を許したこと，あるいはいったん骨結合を獲得した後に骨密度・骨量などの変化により緻密骨との結合が失われ，上皮侵入が起こったことが考えられる．

密着しない理由は，このインプラントがインプラント側から骨形成が行われることを過信して，埋入窩の精密な形成を行わなかったことによる．したがって，HAコーティングインプラントにおいても埋入窩の精密な形成が必要となる．

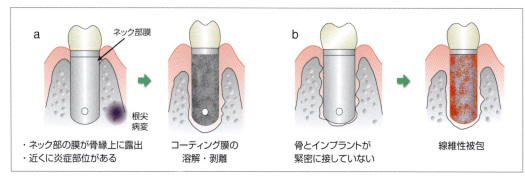

図21-1 溶射法HAコーティングインプラントの予後不良の原因

Q22 溶射法の問題点を克服したHAコーティングインプラントはありますか？

A HA膜が緻密でありコーティング膜がインプラント体に密着した「超薄膜コーティングインプラント」や，HAナノ粒子をコーティングしたインプラントが市販されている．

表22-1は溶射法によるHAコーティングインプラントの問題点を克服するために開発された，新しいタイプのインプラントである．インプラント周囲骨組織は常にリモデリングが行われる状況を考えるなら，オッセオインテグレーションが達成された後に消失するような薄膜のHA（あるいはCaP）で十分であるとの考え方に基づいている．

「HA超薄膜コーティングインプラント」には，ウェットプロセスによりHA成分をコーティングした後に熱分解法によって製作されるタイプ，主にドライプロセス（低温プラズマ法）により製作されるタイプがある．HAナノ粒子コーティングインプラントは，シラン処理（APS）を行うことでアミノ基を固定し，20〜40nmのHA微粒を堆積させて製作される．このインプラントの特徴は，方向性のない表面形状（isotropic topography）上に，HAナノ粒子が全面を被わない（被覆率約50%）分散的堆積（discrete deposition）であることである．

表22-1　新しいHAコーティングインプラント

製品名	製造業者	国	備考
OSインプラント（Bio）	プラトンジャパン	日本	熱分解法
μ-one	山八歯材工業	日本	スパッタリング法
NanoTite	BIOMET 3i	USA	HA微粒堆積
Bio-SA	OSSTEM	Korea	ナノ粒子コーティング
HA[nano] Surface	Promimic	Sweden	厚さ20nm

Q23 「HA 超薄膜コーティングインプラント」の評価はどうでしょうか？

A ハイドロキシアパタイト（HA）膜が緻密であり，コーティング膜がインプラント体に密着していることから，溶射法の欠点を補っていると考えられる．

図 23-1 はイオンビームダイナミックミキシング法によって Brånemark インプラントに 1 μm の HA をコーティングした例である[1]（マテリアル編 36 ページ，COLUMN 12）．緻密な薄膜コーティングであるため，インプラント体が透けてみえる（図 23-1a）．また，コーティング膜はチタン基材に密着している（図 23-1b）．動物埋入実験においても，早期の骨形成（ウサギにおいて約 1 カ月）が行われることが確認されている（図 23-1c）．

これらの HA 超薄膜コーティングインプラントについては，オッセオインテグレーションが達成するための最適な膜厚はどの程度か，またどの程度の期間で消失するのが最適なのか，などが課題として残っている．

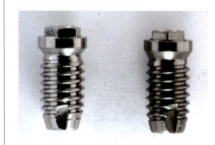
a
コーティングなし　　HA コーティング，1μm

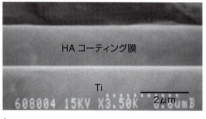
b

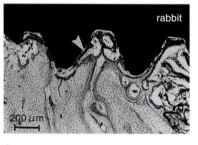
c

図 23-1　Brånemark インプラントに HA 薄膜コーティングした例（a）とその断面（b），動物実験（c）

Chapter 5 ジルコニアインプラントの特徴と問題点

Q24 ジルコニア修復物が急速に普及しているのは，なぜですか？

A ジルコニア（TZP）は，従来のセラミックスを凌駕した強度のみならず，審美性，生体適合性に優れることから，固定性補綴物への応用，そしてインプラントアバットメントやインプラント体への応用が特にヨーロッパで進んでいる．

　TZPはチタン合金と同等以上の強度があり，研磨すれば対合歯を摩耗させにくく，さらにVITAシェードと同様な色調をもつ透光性TZPが開発されるに至り，メタルフリージルコニア修復の実現性は高まっている．インプラントにおいても，TZPは純チタンの1.5倍の疲労強度を有することが示され，完全メタルフリーインプラントの臨床応用が試みられている．

　ただし，TZPは細くすると強度不安があることから，アバットメントスクリューを使用しない締結方式を採用することが推奨される（43ページ，COLUMN 6）．さらに，アバットメントの厚さの最適化，CAD/CAM技術の改良によるセメント層の菲薄化，生体適合性を高める表面改質法が求められる．

　現在，国産ではKatana, ZirTough（クラレノリタケデンタル），P-ナノZR（パナソニックヘルスケア），Aadva（ジーシー），ディスクZR-SS（松風），ペレッツア（アイキャスト），KZR-CADジルコニア（山本貴金属）など，海外ではCercon, In-Ceram YZ, inCoris ZI, ZENOTEC, Lava, Everest, Nobel Procera Zirconia, IPS e.max ZirCAD, ZENOSTAR ZR, Zirkonzahn Prettau……と数多くのTZPが市販されている．

　図24-1は，|6単独欠損にTZP製スクリュー可撤式1ピースクラウンを応用した例である．加工技術の向上により，ラボサイドで一塊のスクリュー可撤式上部構造を製作することができるようになり，歯肉縁下での余剰セメントの問題を解決し，メインテナンス時の術者可撤性と装着再現性が向上した．

　ジルコニアインプラントシステムはメタルフリー志向が高いヨーロッパで販売が進んでいる．1回法インプラントが主流であるが，最近は2回法インプラント，しかも埋入用ドリルまでTZPを使用したシステムやアバットメントスクリューもメタルを使わない（エンジニアリングプラスチック使用）完全メタルフリーシステム（図24-2）も臨床応用されている．国産のジルコニアインプラントとして，2ピースジルコニアインプラントシステムの開発研究が鋭意進められている．

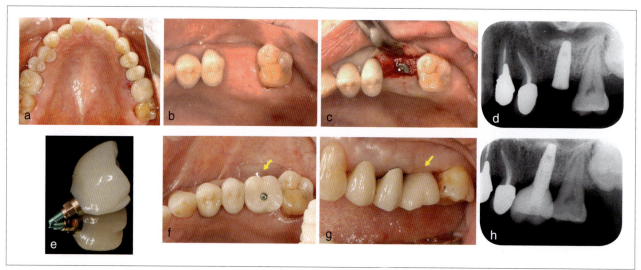

図 24-1　TZP製スクリュー可撤式1ピースクラウン（吉野　晃先生のご厚意による）
　a：術前口腔内写真（└6の歯根破折）．b：ソケットプリザベーション後3カ月．c：インプラント一次手術．d：術直後のX線写真（いわゆるソケットリフト施行後）．e：スクリュータイプのTZP製上部構造．f：挿入装着されたTZP製上部構造．g：上部構造の側方面観．h：上部構造装着後のX線写真

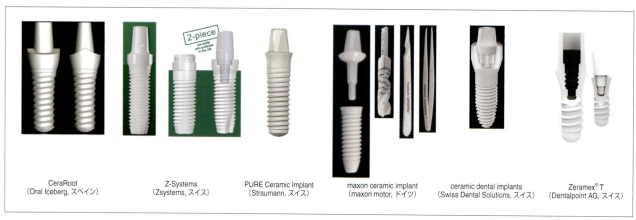

図 24-2　ジルコニアインプラント市販品（ヨーロッパ，各社のホームページより）

Chapter 5 ジルコニアインプラントの特徴と問題点

COLUMN 6
アバットメントスクリューを使用しない締結方式

現在のアバットメントスクリューによるインプラント体 - アバットメント締結方式は，上部構造の取り外しが難しい．歯科医師が歯科衛生士を伴って訪問診療を行う場合，いつでも取り外せる構造をもつインプラントであれば，歯科衛生士1人でオーラルケアを行うことができ，多くの患者に対応できる．また，アバットメントスクリューを使用しない締結方式を採用すれば，インプラント体/アバットメント間にギャップが生じ難く，細菌侵入による不潔域が生じにくい．

・逆テーパーロック法（**6-1**）

インプラント体が内側にアバットメントが外側に配置した逆テーパーロックインプラントが提案されている（http://it-implant.com/products）．また，このテーパーロック法には，取り外し用治具によるリムーブ方式が採用されており，アバットメントと上部構造が数秒で取り外せる．しかも，フィクスチャーからアバットメントを取り外す作業を，患者に口を大きく開けさせることなく，外れ落ちたアバットメントの誤飲や誤嚥を抑えつつ，簡単に行うことができる．

・ナット締結法（**6-2**）

国産のジルコニアインプラントとして，2ピースジルコニアインプラントシステム（Z-NANTOLANT，ナントー）の開発研究が進められているが，このインプラントは，スクリューを使用しない「ナット締結方法」（ロックナットを回転することにより，クランパピンを引き上げ，クランパを広げてインプラント体とアバットメントを締結する）が採用されている．この方法による締結は，上部構造の取り外しが容易であるとともに，マイクロリーケージが少なく細菌が侵入しにくい構造となっている．

その他，術者可撤方式としては，電鋳システム（AGC，auro galvano crown）で製作される上部構造が推奨される．

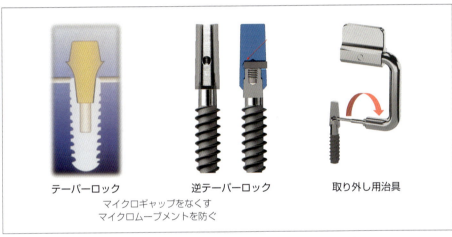

6-1 アバットメントスクリューを使用しない締結方式「テーパーロック法」
（http://it-implant.com/products/，飯島俊一先生のご厚意による）

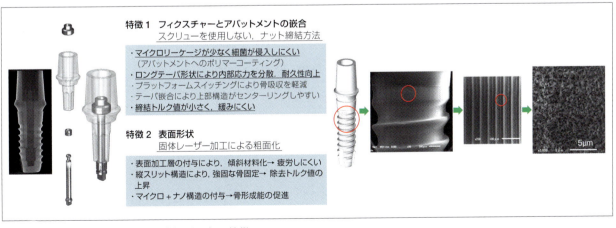

6-2 Z-NANTOLANT，2 pieces（ナントー）の特徴

COLUMN 7

「Made in Japan」メタルフリージルコニア修復

　日本の歯科医療機器の輸出入状況によると，輸入の割合が著しく多い製品として，歯科用 CAD/CAM 装置，歯科用インプラント材，顎運動・咬合力診断装置，歯科用セラミックス（歯科切削加工用セラミックス）を挙げている[1]（**7-1**）．特に，歯科用セラミックスのジルコニア粉末は，原材料がほとんど日本製である．しかし，日本国内で製品化するまでのプロセスに問題があり，「Made in Japan」製品として使用されている例は少ない[1,2]．

　スペインでは 2007 年までにジルコニアインプラントの臨床応用がなされているが[3]，驚いたことにこのインプラントに使用されているジルコニア粉末（原材料）は日本製（東ソー）であった．このように材料学からみれば，日本の技術は進んでいるのは言うまでもない．特に，歯科用インプラント材のチタン部材や，歯科用セラミックスのジルコニア粉末は原材料がほとんど日本製品である．

　ジルコニアに関して，原材料の粉体技術は日本が最も進んでおり，固定性補綴物用のジルコニアも原材料はほとんどが日本製である．Y-TZP 粉体の世界シェアは東ソーが世界を席巻している．問題はそれらを医用材料として加工し，製品化するまでのプロセスにある．外国の企業は日本の原材料を輸入し，加工製品を逆に日本に輸出している．わが国には優秀な日本の原材料を活かし，国内で医用材料が開発する下地は十分にある．日本の企業は，学会・行政と協力して「Made in Japan」を世界にアピールすることを目指すべきである．

　筆者らは，インプラント体（フィクスチャー）まで含めた完全メタルフリーインプラントを開発し，それを歯科臨床へ展開することを目的として研究を続けている．この概念は，完全メタルフリー修復というパラダイムシフトにつながり，原材料が日本発であるジルコニア（TZP）を利用した，真の意味でも国産インプラントシステムになり得ると考える．

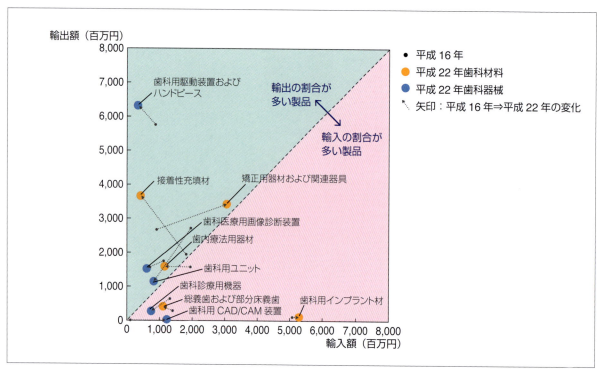

7-1 日本の歯科医療機器の輸出入状況

Q25 ジルコニアに陶材を前装して使用した場合，前装陶材はチッピングしやすいのですか？

A チッピングはジルコニア（TZP）と陶材の界面で起こるのではなく，陶材内で起こることから，強度の小さい陶材を使うかぎりチッピングを減らすことは難しい．

　従来のTZPは白色不透明であったため，審美性が要求される部位へは半透明性を有する陶材を前装して使用されてきたが，前装陶材のチッピングはメタルセラミックス（金属焼付陶材）より頻度が大きいと報告されている（図25-1）[1～3]．このチッピングを減少させる対策として，TZPフレームにサポート形状を付与する，陶材の焼成方法を最適化する，などの対策が講じられている．

　しかし，サポート形状の付与は，陶材と色調の異なるTZPが露出するため，審美性の観点から歓迎されない．陶材の焼成方法に関しては，TZPと陶材の熱膨張係数の違いや，TZPフレームの熱伝導率が陶材焼付用のメタルフレームの熱伝導率より小さいことに起因すると指摘されており，焼成後の係留時間の延長などさまざまな方法が提案されているが，根本的な解決にはなっていない．その大きな要因は，陶材は弾性係数，曲げ強さ，破壊靱性値などの機械的性質がTZPより著しく小さく，TZPと陶材の界面に近い陶材に応力が集中し，そこから破壊（チッピング）が生ずるからである．

　TZPに対する前装陶材の焼付（接合）強さに及ぼすTZPの表面処理（表面粗さ），熱処理，およびライナー陶材使用の有無の影響を調査するとともに，チッピングがどこで起こるのかを検証した[4]．前装陶材の焼付強さは，いずれの条件においても25～30MPaを示し，条件によって差を示さなかった（図25-2）．この理由を探るために，陶材が剥離した試料の断面を分析した結果，TZPに前装陶材が一層付着していることが確認された（図25-3）．したがって，前装陶材の焼付強さがTZPの処理条件によって差を示さなかった理由は，破壊が陶材-TZP界面で起こるのではなく，TZP近傍の陶材内で生ずる凝集破壊であったためと考えられる．

　このように，陶材はTZPに接着（密着）しており[5]，弱い陶材内で破壊が起こることから，陶材を使用するかぎりチッピングの問題は根本的に解決されない．

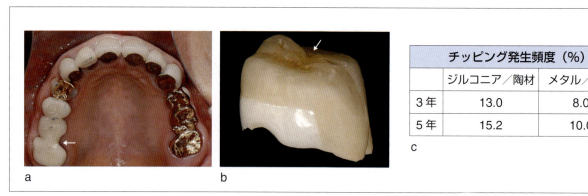

図 25-1 陶材を前装した TZP クラウンのチッピング例（a：小山 拓先生のご厚意による，b：協和デンタルラボラトリー木村健二様のご厚意による）とチッピング発生頻度（c，文献[1~3]をもとに作成）

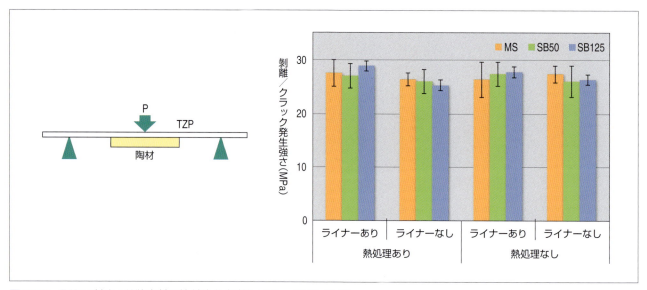

図 25-2 TZP に対する前装陶材の焼付強さ（剥離／クラック発生強さ）
TZP の表面処理；MS：鏡面研磨，SB50，SB125：50μm，125μm アルミナによるブラスト処理

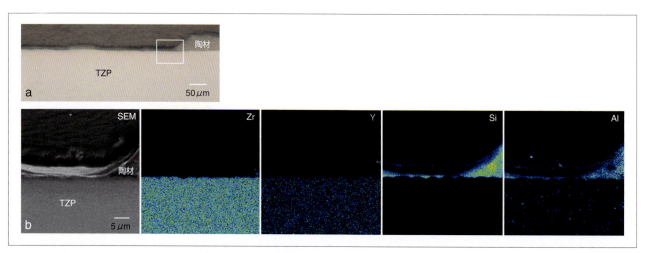

図 25-3 TZP 上に積層した陶材の焼付強さ試験後の剥離断面
　a：光学顕微鏡像．TZP 上に陶材が一層残存
　b：元素分析（a の □ 部分）．TZP に陶材が付着（陶材成分の Si，Al を確認）

Q26 チッピングを減らすためには，どうすればよいのですか？

A 前装陶材とジルコニア（TZP）の間に強度の大きな中間層セラミックスを介在させるか，根本的には前装陶材を使用しないことである．

図 26-1 は，TZP と前装陶材の間に，陶材あるいは二ケイ酸リチウムを介在させたときの焼付強さを示す[1]．中間層が陶材のときは 30MPa 前後の焼付強さであったが，中間層に二ケイ酸リチウム含有セラミックスを使用し焼成温度を 960℃にすると，焼付強さは 55MPa と増加した．このように，中間層に強度の大きなセラミックス（IPS e.max Press など）を粉末化して使用することにより，陶材のチッピングを減らすことが期待される．

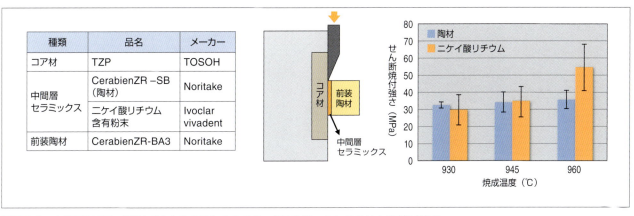

図 26-1　中間層に二ケイ酸リチウムを含有したセラミックスを使ったときのせん断焼付強さ

Q27 前装陶材を使用しないジルコニア修復は可能ですか？

A 高透光性カラージルコニア（TZP）の開発により，透光性，色調，強さを併せもったフルジルコニア修復物の製作が可能となっている．

図 27-1 は TZP を使用したデンチャーの例である．高強度ガラスセラミックス修復物がすべて破損したため，TZP 製に交換した．当初は不透光性 TZP で修復していたが，2 年後に透光性 TZP が使用可能となったため，より審美性の高い修復が実現した．

フルジルコニアは単層（モノリシック，monolithic）ジルコニア，オールジルコニア，フルカウントゥアジルコニアなどと呼ばれている．前装陶材のチッピングを根本的に解決するためには単層 TZP の使用が合理的である．当初は白色不透明の TZP にデッピング法

やステイン法で色調を調整していたが，その後，原料粉末の色調を調整したカラーTZPが市販された（図27-2上）．しかし，さらなる審美性を付与するために高透光性TZPの開発が必須となり，高透光性TZPのZpexと，超高透光性TZPのZpex Smileが開発された（いずれも東ソー，図27-2下）[1]．なお，Zpex Smileは正方晶と立方晶が混在しているため，高透光性PSZ（Partially Stabilized Zirconia）と呼ばれることもある．

　従来型のTZ-3YSB-Eは1,500℃焼結体で光透過率35％であるのに対して，高透光性Zpexでは1,450℃焼結で光透過率41％が達成される．さらに新グレードのZpex Smileでは，同様の1,450℃焼結で光透過率49％まで向上し，1mm厚さの焼結体では背景の文字も認識できるようになった．また，焼結体厚さが0.6mm以下では背景の文字が明瞭に判別できるほどの高い透光感が得られている．さらに，色調を付与するために金属酸化物が添加された高透光性カラーTZPが出現した（図27-3）．現在では，VITA社の「VITAPAN classical」と同等な色調が再現できるカラーZpex，Zpex Smileが開発され，市販されている（図27-4）．

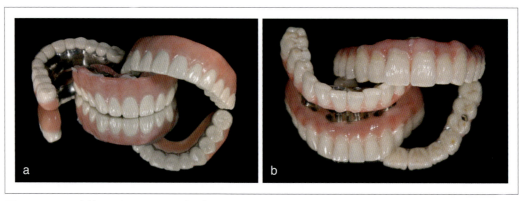

図 27-1　TZPを使用したデンチャー（飯島俊一先生のご厚意による）
　a：従来型（不透光性）TZP，b：透光性TZP

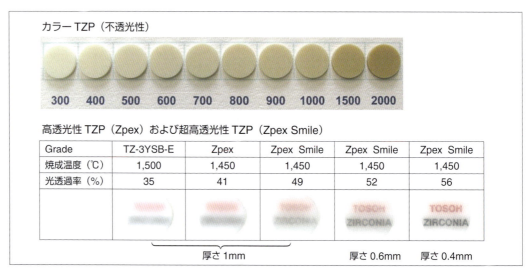

図 27-2　従来型（不透光性）カラーTZP，高透光性TZP（Zpex）および超高透光性TZP（Zpex Smile）（東ソーのご厚意による）

TZP焼結体に透光感を付与するためには，空孔欠陥と不純物を低減することが重要となる．一般的にTZP焼結体には空孔欠陥が存在し，添加物としてアルミナが添加されているため，空孔欠陥（空気）やアルミナとの屈折率差による光散乱が生じ，透光性が低下する．Zpexは，空孔欠陥を少なくして高密度焼結体とすること，および不純物となるアルミナを低減することで透光性が大きくなった．さらに透光性を高めた超高透光性Zpex Smileは，光学的等方体で光散乱が少なく，焼成体の透光性を高めるため立方晶を共存させている．このため強度は若干低下するが，それでも曲げ強さ600MPa以上を確保しており，従来のオールセラミックIPS e.max Pressの強度（350MPa程度）を大きく上回っている．

このように，現在では陶材のデンチン色に対応するZpexと，エナメル色の透光性を有するZpex Smileを組み合わせることにより，陶材と同等な色調を有し，従来のTZPに近い強度をもつフルジルコニア修復物の製作が可能となっている．

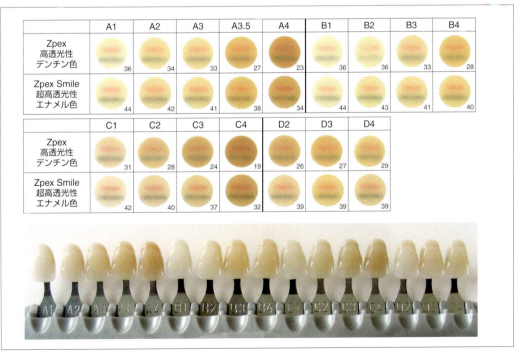

図 27-3 高透光性カラーTZPの例（東ソーのご厚意による）

図 27-4 「VITAPAN classical」対応の高透光性カラーTZPの光透過率（％，厚さ1.0mm）
Zpex：高透光性，デンチン色．Zpex Smile：超高透光性，エナメル色（東ソーのご厚意による）

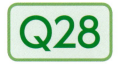

ジルコニア単層材と陶材積層材には，色調，強さに違いがありますか？

高透光性カラージルコニア（TZP）は，陶材を積層しなくても陶材に近い色調を再現でき，強度も不透光性 TZP と同等であることから，高透光性カラー TZP を使用したフルジルコニア修復物の臨床的有用性は高い．

　高透光性 TZP（Zpex, Zpex-Yellow）と従来型 TZP（TZ-3YB-E，略号 TZ3YB）単層材と陶材積層材を使用し，色調と強さを測定した（**表28-1～3**）[1]．Zpex は従来型と比較しアルミナ（Al_2O_3）の含有量を減らし，Zpex-Yellow は酸化鉄（Fe_2O_3）の含有量を増やしている．陶材はジルコニア用のセラビアン ZR（ボディ，シェード A3B，ノリタケ）を使用した．

　まず，色調を反射光と透過光によって評価した（**図28-1**）．TZP 単層材（P0.0）を見てみると，反射光（上段）では Zpex100 と TZ3YB が白色を示し，Zpex70，Zpex50 と Zpex-Yellow の混合比が大きくなると黄色味が増している．透過光では反射光による色調と状況が一変する．TZ3YB は黒く透光性が僅かであるのに対し，Zpex はいずれも陶材（P1.5）と同じように透光性がある．

　次に，陶材との積層材（P0.5，P1.0）を見てみる．反射光では陶材が厚くなるにつれ陶材の色調に近づく．透過光では，TZ3YB は陶材を厚くしても陶材の透光性には及ばないが，Zpex は透光性が大きく，Zpex70 は色調も陶材と似ている．

表 28-1　高透光性 TZP と従来型 TZP の組成

	高透光性		従来型
	Zpex	Zpex-Yellow	TZ3YB
Y_2O_3 (mol%)	3		3
Al_2O_3 (mass%)	0.05		0.25
SiO_2 (mass%)	≦ 0.02		≦ 0.02
Fe_2O_3 (mass%)	≦ 0.01	0.15	≦ 0.01

表 28-2　Zpex と Zpex-Yellow の混合比

Zpex : Zpex-Yellow	略号
100 : 0	Zpex100
70 : 30	Zpex70
50 : 50	Zpex50
従来型	TZ3YB

表 28-3　TZP と陶材の厚さの比

TZP: 陶材（mm）	略号
1.5 : 0.0	P0.0
1.0 : 0.5	P0.5
0.5 : 1.0	P1.0
0.0 : 1.5	P1.5

これらの試料を色彩計で測定し，透光性パラメータ（TP）値で表したのが図 28-2 である．シェード A3B の陶材と同程度の TP 値を示すのが Zpex70 であり，陶材の厚さが増加しても TZ3YB を除いて TP 値に大きな変化は認められなかった．

曲げ強さ（図 28-3）は，厚さ 1.5mm の TZP 単層材（P0.0）は，いずれも 1,000MPa 以上を示し，陶材単層材（P1.5）70MPa の 10 倍以上の強度を示した．また，TZP：積層陶材の厚さの比が 1.0：0.5（P0.5）では約 500MPa，0.5：1.0（P1.0）では約 150MPa と，陶材の厚さの比が大きくなるに従い，強度が大きく減少した．

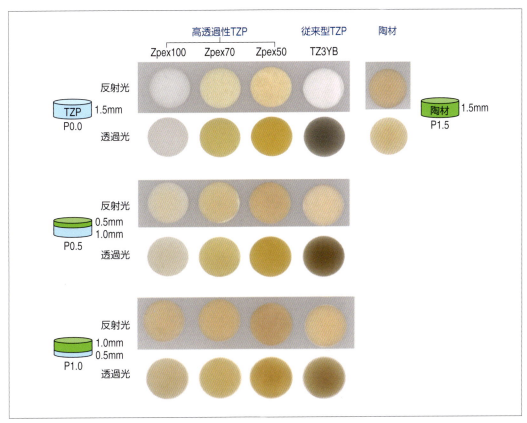

図 28-1　TZP 単層材および陶材積層材の反射光と透過光による色調観察

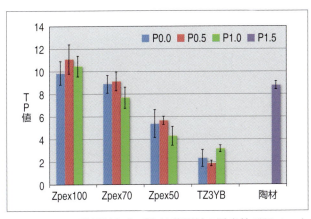

図 28-2　TZP 単層材および陶材積層材の透光性パラメータ（TP）値

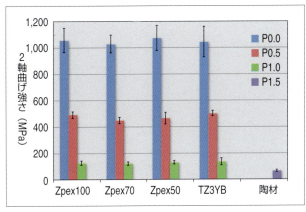

図 28-3　TZP 単層材および陶材積層材の 2 軸曲げ強さ

これらの曲げ強さを破壊荷重に換算して，他のセラミックと比較したのが図 28-4 である（マテリアル編 13, 15 ページ）．厚さ 1.5mm で比較すると，Zpex, Zpex Smile は臼歯部咬合力を超えており，臼歯部で使用可能と思われる．IPS e.max Press は臼歯部使用に不安を残し，陶材は使用が不可能であると判断される．一方，Zpex の厚さを 1.0mm に減らしても臼歯部咬合力を超えるが，0.5mm では完全に下回る．興味深いことに，Zpex 1.0mm ＋陶材 0.5mm と厚さ 1.0mm の Zpex の破壊荷重はほぼ同じであり，このことから TZP に陶材を積層しても強度の上昇に貢献しないことがわかる．

以上より，シェードの異なる高透光性 TZP を使用することにより，陶材に近い透光性と色調を再現でき，また強度は従来型 TZP と同等であることから，高透光性カラー TZP の単独使用は臨床的有用性が高いと判断される．このような単層 TZP の使用により，積層陶材のチッピングを回避するだけでなく，薄い修復物の製作が可能となり，歯の削去量減少につながることが期待される．

さらには，高透光性 Zpex と超高透光性 Zpex Smile を組み合わせることにより，デンチン色とエナメル色を組み合わせた従来の陶材修復と同等な色調再現ができるようになり，より審美性の優れたフルジルコニア修復物の製作が可能となる（図 28-4c）．

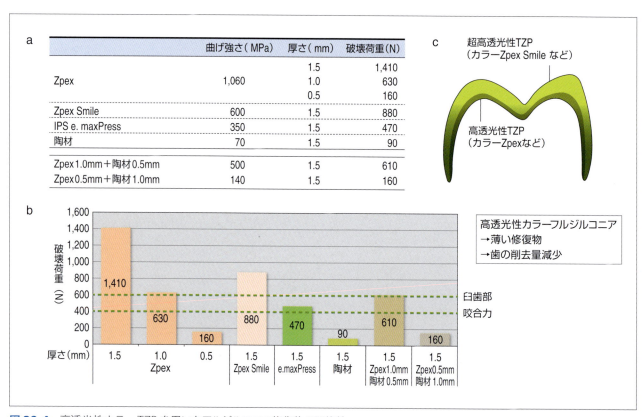

図 28-4　高透光性カラー TZP を用いたフルジルコニア修復物の可能性
　a：曲げ強さ，厚さ，破壊荷重の関係．b：曲げ強さから換算した破壊荷重．c：フルジルコニアクラウンの概念図

COLUMN 8

色調，透光性の異なる材料の積層法

　天然歯は色調，透光性の異なる象牙質やエナメル質の積層材であるが，天然歯と近似した審美性を有する積層材の製作法は重要であることから，現在は以下の積層法が試みられている．

・ジルコニア（TZP）粉末の傾斜材料化（マルチレイヤー，*8-1*）
　色調，透光性の異なる粉末を徐々に変化させ（傾斜化）して積層し，仮焼結あるいは本焼結後に削り出して成形する．

・レジンセメントによる接着法
　①透光性の異なる無色の TZP をあらかじめ CAD/CAM 法により製作し，それらを色調の異なるレジンセメントで接着する積層法と，②色調，透光性の異なる TZP をあらかじめ成形し，それらを無色の接着性レジンセメントで接着する積層法が考えられる．
　これらの方法は自由な色調表現が可能となることから，審美歯科治療の選択肢となり得る．

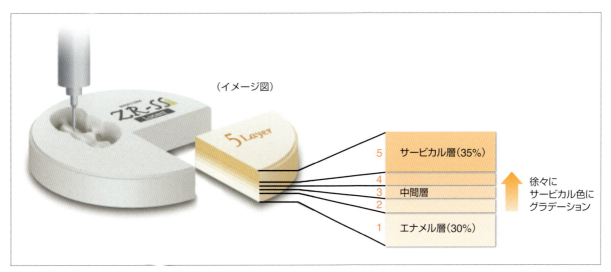

8-1　傾斜化による 5 層マルチレイヤー TZP ディスク
　例：TZP 粉末（Zpex & ZpexSmile，東ソー）を傾斜化した，ZR-SS ルーセント（松風）

COLUMN 9

透光性ジルコニアの種類

現在，東ソーから3種の透光性ジルコニア（TZP）粉末が販売されている（*9-1*）.

ZpexSmile は正方晶と立方晶を含み，Zpex と比較して透光性は大きいが，強度は小さい．Zpex4 はそれらの中間の透光性を示し，強度は Zpex と変わらない．これらの透光性 TZP を単独または積層化して使用することにより，必要とされる強度や色調・透光性を有する修復物を製作することが可能となる．（東ソーのご厚意による）

9-1 TZP 粉末

	Zpex	Zpex4	ZpexSmile
焼結法	1450℃, 2h	1500℃, 2h	1450℃, 2h
Y_2O_3 (mass%)	5.3	6.9	9.3
Al_2O_3 (mass%)	0.05	0.05	0.05
粒径 (nm)	40	90	90
曲げ強さ (MPa)	1100	1100	600
光透過率 (D65)	41%	45%	49%

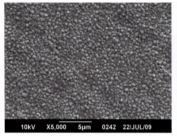
Zpex

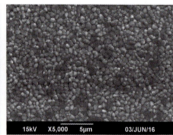
Zpex4

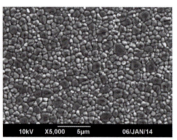
Zpex Smile

	A1	A2	A3	A3.5	A4	B1	B2	B3	B4
Zpex® / Zpex®-Yellow / Zpex®-Pink / Zpex®-Gray	36	34	33	27	23	36	36	33	28
Zpex®4 / Zpex®4-Yellow / Zpex®-Pink / Zpex®-Gray	40	39	38	37	28	41	40	37	34
Zpex Smile® / Zpex Smile®-Yellow / Zpex®-Pink / Zpex Smile®-Gray	44	42	41	38	34	44	43	41	40

	C1	C2	C3	C4	D2	D3	D4
Zpex® / Zpex®-Yellow / Zpex®-Pink / Zpex®-Gray	31	28	24	19	26	27	29
Zpex®4 / Zpex®4-Yellow / Zpex®-Pink / Zpex®-Gray	36	33	30	26	32	34	34
Zpex Smile® / Zpex Smile®-Yellow / Zpex®-Pink / Zpex Smile®-Gray	42	40	37	32	39	39	39

Q29 ジルコニアは対合歯を摩耗しませんか？

A 仕上研磨を施したジルコニア（TZP）は，陶材より対合歯エナメル質を摩耗させない．また，TZPへの陶材によるステイン・グレーズ処理は，対合歯エナメル質の摩耗を減らすことができないので，注意が必要である．

> **TZPが他の修復物の摩耗に与える影響**
>
> 研磨したTZPによって被る対合修復物の摩耗量は，二ケイ酸リチウム含有セラミックス＞陶材＞エナメル質≒コンポジットレジン≫TZPの順に大きい．
> ちなみに，エナメル質の摩耗に与える影響は，陶材≒二ケイ酸リチウム含有セラミックス≒エナメル質＞コンポジットレジン＞TZP（仕上研磨）≫金属修復物，であるとの報告が多い．

図 29-1 は，上顎に陶材（メタルセラミックス）とTZPを使用したときの下顎天然歯の摩耗を示す（正確な経過期間は不明）．エナメル質の硬さ（ビッカース硬さ；Hv）が約350に対して，陶材が約600，TZPが約1,200であるので，両者とも対合歯エナメル質を摩耗させることが予想される．

研磨したTZPは陶材よりも対合歯を摩耗しないと報告されるようになってから，陶材の使用は審美性が特に要求される部位のみにとどめ，切端部や対合歯が接する咬合面部はTZPのみで修復する方法が多用されるようになってきた（図 29-2）．

TZPがエナメル質の摩耗に与える影響を陶材と比較するために，牛歯エナメル質（硬さはヒトエナメル質と同等）と上部試料（TZP，陶材）の2体摩耗試験を行った（図 29-3）[1]．上部に仕上研磨試料を用いて摩耗試験を行い，下部試料（牛歯エナメル質）を

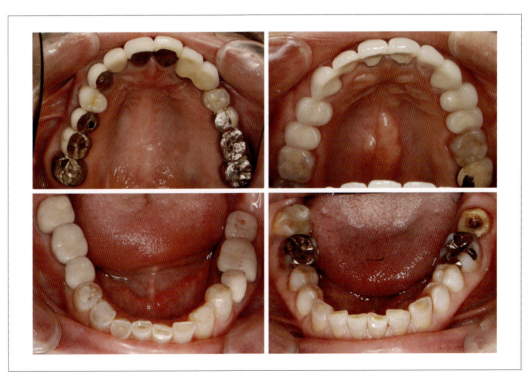

図 29-1　天然歯の咬耗（加藤英治先生のご厚意による）
　上顎は，左：陶材（メタルセラミックス．前回治療は2年前．前歯インプラント治療は15〜20年前，臼歯天然歯補綴は7年以上前），右：TZP（5┼5は5年以上前に補綴）

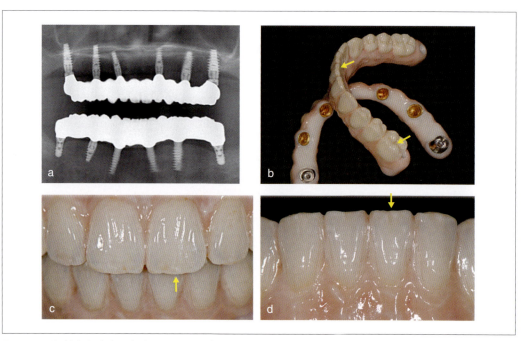

図 29-2　切端部と咬合面部を TZP のみで（露出させて）修復した上部構造（飯島俊一先生のご厚意による）
　　　　a：X 線像，b：完成したデンチャー，c：上顎前歯，d：下顎前歯（矢印が TZP 露出部）

　SEM 観察するとともに，摩耗断面を求めたのが図 29-4 である．TZP，陶材のどちらも仕上研磨を行ったにもかかわらず，上部試料を陶材にしたときのほうが明らかにエナメル質の摩耗が大きかった．また，摩耗痕の中心付近の摩耗断面をみても陶材が大きく（図 29-4b），しかもエナメル質の摩耗した部分が凹凸を呈していた（図 29-4b 矢印）．さらに，上部が陶材のときのエナメル質摩耗面を元素分析すると（□の部分，図 29-4c），摩耗面には陶材成分の Si，Al が検出され，陶材の摩耗粉がエナメル質に突き刺さっていた．

　下部試料（エナメル質）の摩耗断面のプロファイルから求めた摩耗断面積を図 29-5（オレンジ色）に示す．上部試料が陶材のときは，仕上げの違いにかかわらずエナメル質の摩耗が大きく，陶材は仕上研磨やグレージングを施しても，エナメル質の摩耗を減らすことができなかった．一方，TZP は仕上研磨をすることによりエナメル質の摩耗を少なくすることができた．上部試料の摩耗体積をみてみると（図 29-5 緑色），TZP の摩耗がすべての表面でゼロだったのに対し，陶材は表面仕上げに関係なく大きかった．

　この理由を探るために，上部試料の摩耗試験前後の表面を SEM 観察すると同時に，粗さの変化を調査した（図 29-6,7）．TZP の仕上研磨面は摩耗試験前後で変化がみられなかった（図 29-6a,b）が，陶材仕上研磨の摩耗試験後は鋸歯状の凹凸に変化していた（図 29-6d 矢印）．粗さの変化をみてみると（図 29-7），TZP が摩耗試験前後で変化がなかったのに対し，陶材の摩耗試験後は仕上研磨やグレージングで大きくなり，粗研磨面と同程度の粗さを示した．

　以上より，陶材は仕上研磨やグレージングを施し表面を平坦にしたのにもかかわらず，対合歯エナメル質の摩耗が大きいことがわかった．その理由は，陶材が硬さの異なるガラ

スマトリックスやリューサイトなどを混在した不均質材料であるからと考えられる．表面を平坦にした陶材とエナメル質が接触すると，初期の段階で陶材の軟らかい部位が脱落・消失し，表面が粗造化してエナメル質を摩耗すると考えられる．このことから，TZPに陶材を使用してグレージング処理を行っても，対合歯エナメルの摩耗を減らすことはできない．

一方，TZPは均質材料で表面が微細粒子からなるため，硬質であるにもかかわらず陶材より対合歯エナメル質を摩耗させないと考えられる．ただし，粗研磨のように表面が粗造化しているとエナメル質を摩耗する危険性があり，表面仕上げが重要となる．

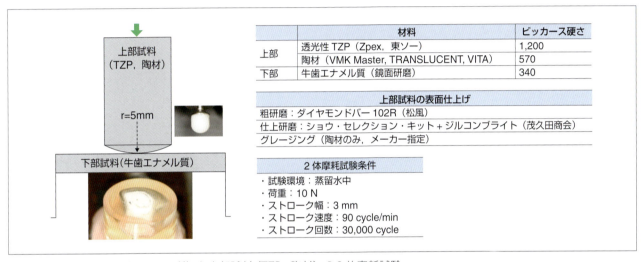

図 29-3 下部試料（牛歯エナメル質）と上部試料（TZP，陶材）の2体摩耗試験

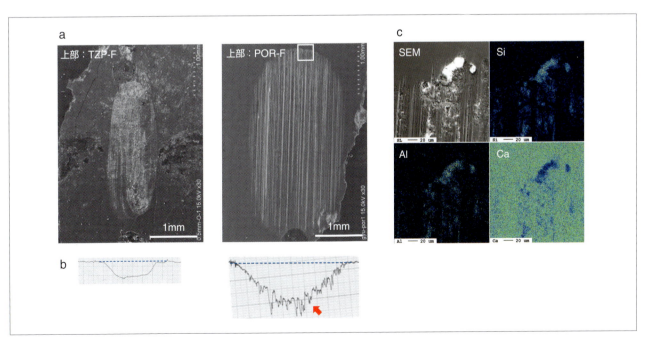

図 29-4 上部に仕上研磨試料（TZP：TZP-F，陶材：POR-F）を用いたときのエナメル質の摩耗
　a：摩耗痕のSEM像，b：摩耗断面プロファイル，c：上部がPOR-Fのときのエナメル質摩耗面（aの□の部分）の元素分析像

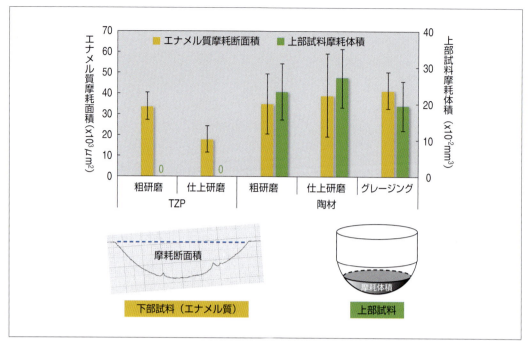

図 29-5 下部試料（エナメル質）の摩耗断面積と上部試料の摩耗体積

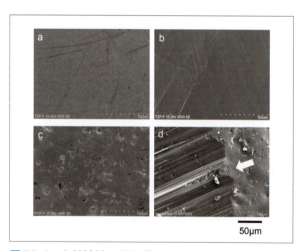

図 29-6 上部試料の SEM 像
a：TZP 仕上研磨面摩耗前，b：摩耗後，c：陶材仕上研磨面摩耗前，d：摩耗後

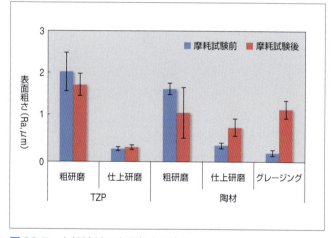

図 29-7 上部試料の表面粗さの変化
TZP：均質材料，陶材：不均質材料（摩耗初期に粗造化）

Q30 ジルコニアがチタンの摩耗に与える影響はどうですか？

A ジルコニア（TZP）はチタンを摩耗するが，その量はチタン同士の摩耗と同程度であることから，数々の有用性をもつTZP製アバットメントや上部構造の応用を否定するものではない．

　審美性に優れるTZPをアバットメント材料として選択した場合，インプラント体のチタンと直接接触するアバットメントのTZPとの間で偏摩耗を生じることが危惧される．すなわち，超硬質なTZP製アバットメントを用いた場合，インプラント体のチタンが極端に摩耗して適合性が低下する，または摩耗粉が生体内に拡散してアレルギーなどを惹起することが懸念される．また，フルジルコニア修復物がチタン製上部構造に与える影響も心配である．

　そこで，TZP-チタン，TZP同士，およびチタン同士の2体摩耗試験を行った[1,2]．上部試料にTZP，純チタン（CpTi）を用いたときの，下部試料のCpTi，チタン合金（TiAlV），TZPの摩耗状態を図30-1に示す．上部に超硬質なTZPを用いても，比較的軟らかいCpTiを用いても，下部試料（CpTi，TiAlV）の摩耗様相に差がない．下部試料（CpTi，TiAlV，TZP）の摩耗断面積を求めると（図30-2），下部試料TZPは上部試料が何であれ摩耗しない．しかし，下部試料CpTi，TiAlVは，上部試料がTZPであってもCpTiやTiAlVであっても大きく摩耗する（赤丸）．

　超硬質なTZPがチタンを摩耗することは理解できるが，比較的軟らかいチタン同士の摩耗が大きい理由は何なのだろうか？これは摩耗機構の違い，すなわち，アブレシブ摩耗か凝着摩耗かの違いによるものである[3]．アブレシブ摩耗はざらつき摩耗ともいわれ，摩擦する二面の硬さの差が大きい場合に生じる摩耗であり，超硬質なTZPがチタンを摩

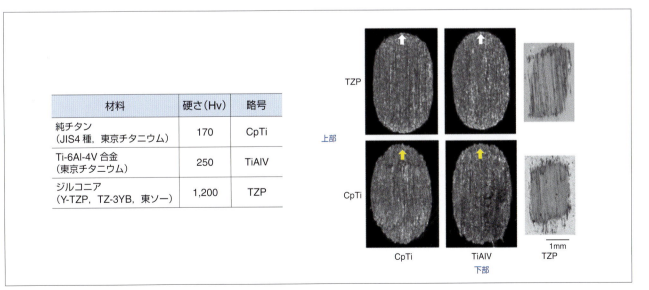

図30-1　試験した材料と摩耗試験後の下部試料の光学顕微鏡像

耗するのはこのためである．一方，凝着摩耗は同種の材料間が凝着しやすいことに起因する摩耗であり，チタン同士の摩耗がこれに相当する．このことは，図30-1で上部がCpTiのとき，CpTi, TiAlVの摩耗端（黄色矢印）はいったん凝着した後に引きちぎられているように観察されていることからも，凝着が生じていることが想像できる．また，凝着摩耗は摩擦係数と相関があり，図30-2bで示す試験結果から，CpTi同士は他の組み合わせより摩擦係数が大きく，凝着摩耗が生じやすいと考えられる．

以上より，TZPはチタンを摩耗するが，その量はチタン同士の摩耗と同程度であることがわかった．図30-3にみられるTZPアバットメントに黒色付着物は，インプラント本体の内壁のチタンから生じた摩耗粉がTZPに付着したものであると考えられる．しかし，この摩耗粉はチタン同士でも生じており，チタンは白くないので目立たないだけである．

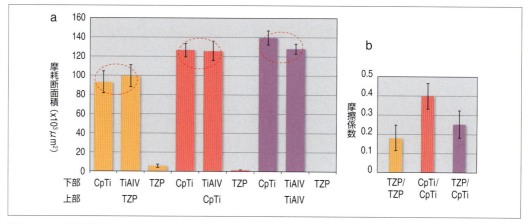

図 30-2 下部試料（CpTi, TiAlV, TZP）の摩耗断面積（a），材料間の摩擦係数（b）

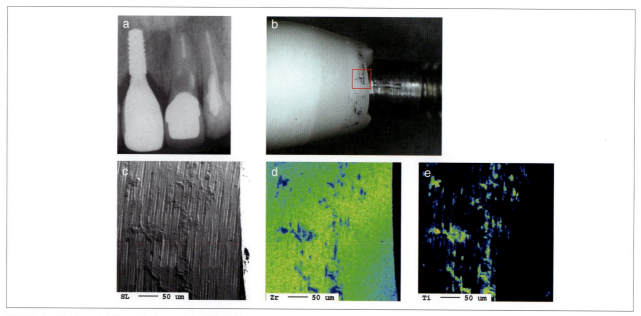

図 30-3 破折したTZPアバットメントに黒色付着物の元素分析（梅原一浩先生のご厚意による）
　a：X線写真，b：破折したアバットメント，c：bの枠のSEM像，d：Zrの分布，e：Tiの分布
　破折したアバットメントからチタンが検出されたことから，黒色付着物はインプラント本体の内壁のチタンがTZPに付着したものと考えられる

Q31 ジルコニアの骨形成能は，チタンより劣りますか？

A ブラスト＋酸エッチング処理により微細形状に改質したジルコニア（TZP）は，チタンと同等以上の骨形成能を有する．

図31-1はTZP製インプラント体（Straumann）の埋入例である．TZPインプラントの使用は，アレルギーの問題，審美性の問題を改善し，インプラントネック部のシーリングの向上が期待できる．このインプラント体の表面（図31-1g）は，チタンに対するブラスト＋酸エッチング処理面（SLA，図31-1h）と同様なマイクロ＋ナノ加工を施してある．

TZPインプラントをヒトに応用した症例はいまだに多いとは言えないが，動物実験ではラフサーフェースのTZPインプラントはチタンインプラントと骨接触率や除去トルク値などにおいて差を認めていない[1〜4]．

TZPの骨形成能に対する表面形状の影響を検討するために，マウス骨芽細胞様細胞（MC3T3-E1）およびヒト間葉系幹細胞（hMSCs）を用い，細胞動態を調査した[5,6]．図31-2に示すように，鏡面（MS）は平坦であるが，ブラスト＋酸エッチング処理面（SB150E）ではマイクロ構造にナノスケールの形態が観察され，ナノ構造は純チタン（CpTi）のSB150E面より細かいように見える（←：TZP，⇐：CpTi）．

骨芽細胞様細胞の初期接着，増殖，分化（ALP活性）は，TZPのブラスト＋酸エッチング試料（TZP-SB150E）は鏡面試料（TZP-MS）より大きく，チタンのブラスト＋酸エッチング試料（Ti-SB150E）と同程度の細胞反応を示した（図31-3）．

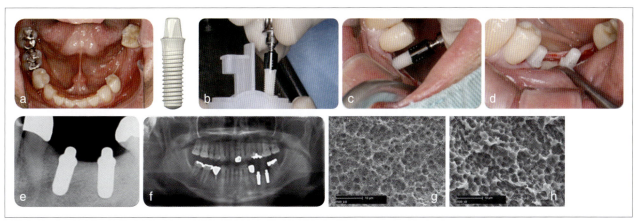

図31-1 TZP製インプラント体（Straumann）の埋入例（飯島俊一先生のご厚意による）
a：初診時の口腔内，b：ジグの装着，c：インプラントの埋入，d：埋入されたインプラント，e：デンタルX線像，f：インプラントが埋入されたパノラマX線像，g：ブラスト＋酸エッチング処理面（TZP），h：ブラスト＋酸エッチング処理面（チタン，参考）

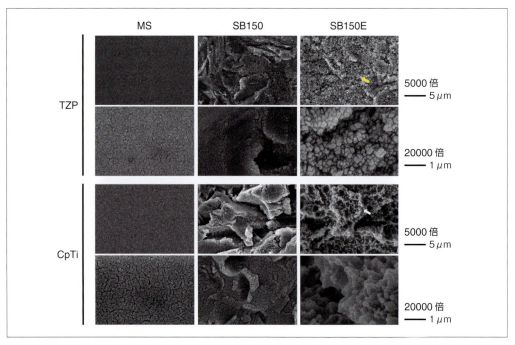

図 31-2 マウス骨芽細胞様細胞（MC3T3-E1）およびヒト間葉系幹細胞（hMSCs）の細胞培養に用いた TZP およびチタンの表面形状
　鏡面（MS），ブラスト（SB150），ブラスト＋酸エッチング処理（SB150E）

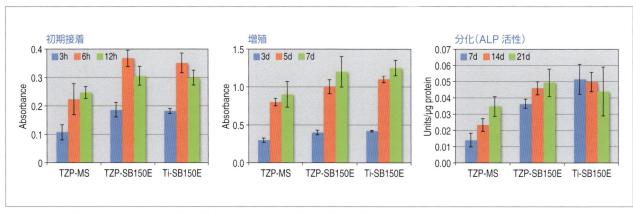

図 31-3 骨芽細胞様細胞の初期接着，増殖，分化に及ぼす表面形状の影響

　同様に，ヒト間葉系幹細胞（hMSCs）を用い，表面形状の異なる TZP および CpTi の細胞増殖と骨分化能を評価した[6]．細胞増殖能をみてみると（**図31-4**），TZP，CpTi ともに SB150E が他の表面形状より増殖が大きい．注目すべきは，7 日目の MS（●）と SB150E（★）の細胞増殖能である．MS では TZP と CpTi に差がないが，SB150E では TZP が CpTi より細胞増殖能が大きい．次に，間葉系幹細胞の骨芽細胞への分化能をみてみる（**図31-5**）．ALP 活性（上段）は，7 日目で TZP および CpTi ともに SB150E が他の表面形状と比較し高い値を示している．14 日目では TZP が CpTi より全般的に高値を示しているが，特に SB150E で差が大きい．また Runx2 の発現（下段）は，TZP，CpTi ともに 14 日目で SB150E が他の表面より大きい．

以上のように，TZPに対するブラスト＋酸エッチング処理（TZP-SB150E）は，
・骨形成に有利に働くこと
・チタンのSLA処理（Ti-SB150E）と同等以上の骨形成能があること
が明らかとなった．

この理由は，ブラスト＋酸エッチング処理面はブラストのみの表面と比較して，大きな凹凸の上にナノレベルの微細表面を呈しており（図31-2），マイクロ形状とナノ形状の相乗効果（synergic effect）が骨形成に有利に働くためと考えられる．

このマイクロ・ナノ形状は骨表面にもあることから，骨形成に有利な表面を提供すると考えられる．また，SB150E上でのTZPとCpTiの間葉系幹細胞の挙動を比較すると（図31-4，5の★），TZPがCpTiよりも大きかった．このことから，ブラスト＋酸エッチング処理を施したTZPのナノ構造は，骨のナノ構造に似ているのかもしれない．

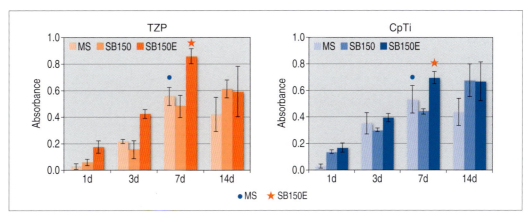

図 31-4　ヒト間葉系幹細胞の増殖に及ぼす表面形状の影響（MS：鏡面，SB150：ブラスト処理，SB150E：ブラスト＋酸エッチング処理）

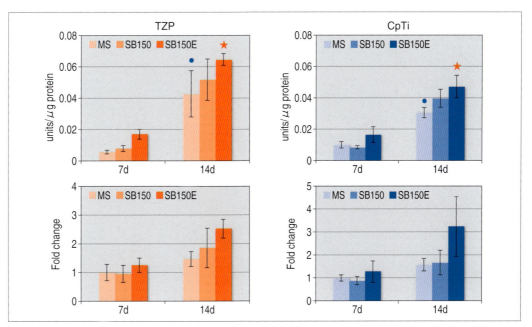

図 31-5　ヒト間葉系幹細胞の分化（上：ALP活性，下：Runx2の遺伝子発現）に及ぼす表面形状の影響

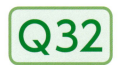

ジルコニアへのアパタイトコーティングは，骨形成能を向上させますか？

ジルコニア（TZP）に対するアパタイト（特にカーボネートアパタイト）の薄膜コーティングは，骨形成に有効に働く．

　骨形成能をさらに付与するために，分子プレカーサー法により骨の組成に近いカーボネートアパタイトの薄膜コーティングを施し（図32-1），骨芽細胞様細胞を培養した[1]．分子プレカーサー法は，均一で透明な機能性薄膜を形成できる最近開発された製膜方法である．金属錯体とアルキルアミンを反応させ，アルコール溶液中に溶解させた安定なコーティング剤（プレカーサー溶液）を素材上にコーティングした後，加熱することにより得られる．

　細胞培養の結果，細胞初期接着，細胞増殖ともカーボネートアパタイトコーティング群で亢進した（図32-2）．また，ウサギを用いた埋入試験によっても本法の有効性は確認されている[2]．

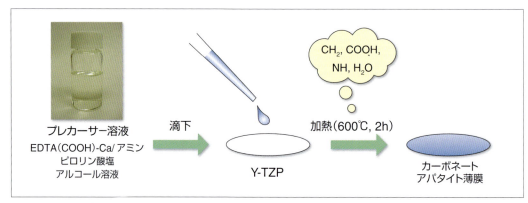

図32-1　分子プレカーサー法によるカーボネートアパタイトの薄膜コーティング

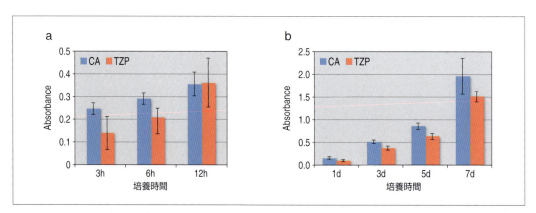

図32-2　マウス骨芽細胞様細胞（MC3T3-E1）の培養試験（CA：カーボネートアパタイトコーティング，TZP：TZPのみ）
　a：細胞初期接着，b：細胞増殖

COLUMN 10

分子プレカーサー法によるカーボネートアパタイトコーティング

リン酸カルシウムの薄膜コーティングはチタンインプラントへのコーティング法として有効性が確認されているが，従来のプラズマスプレー法やマグネトロンスパッタリング法などでは，スキャフォールド内部へのコーティングは不可能である．

10-1 に分子プレカーサー法によるカーボネートアパタイトコーティングを示すが，本法による薄膜形成の操作は非常に簡便で大型装置は不要である．また，溶液法であるので多孔体などの複雑な形状の材料表面でもアパタイト薄膜の形成が可能であり，膜の厚みは溶液塗布回数や濃度で調整することができる．非吸収性三次元スキャフォールドであるチタンウェブをプレカーサー溶液に浸漬後，熱処理することによって，チタンウェブ内部まで均一にアパタイト薄膜をコーティングすることができ，良好な骨形成を得ている（**10-2**）．チタン以外にも適応可能であり，今までにジルコニアに応用して良好な結果を得ている[1,2]．

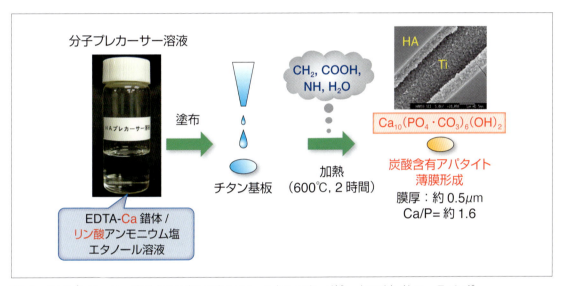

10-1 分子プレカーサー法によるチタンスキャフォールドへのカーボネートアパタイトコーティング

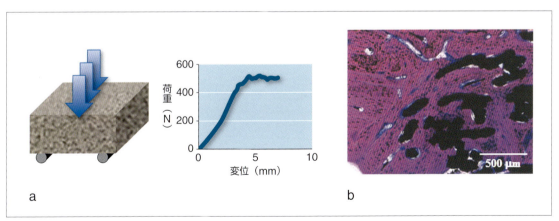

10-2 カーボネートアパタイトコーティングを施したチタンスキャフォールドによる顎骨再生（Hirota ほか，2016[1]）をもとに作成）
　　a：曲げ強さ（咬合力 500N を超えている），b：ウサギ下顎への埋入後の組織像

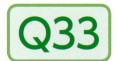

ジルコニアへの超親水性処理は有効ですか?

ジルコニア(TZP)に対する超親水性処理は,骨形成に有利に働く.

　骨芽細胞様細胞(MC3T3-E1)の動態に及ぼす超親水性処理の影響を検討した[1].ブラスト+酸エッチング処理を施した表面形状を用い,処理後大気中に2週間保存した条件を対照群(Air, control)とし,ブラスト+酸エッチング処理後直ちに水中保存,Air試料にプラズマ処理,Air試料に紫外線処理を施し実験群とした(図33-1).純水に対する接触角は,Air(control)が疎水性に近い値を示したのに対し,実験群はすべて超親水性を示し,調製後ただちに水中に保存することで親水性の効果が保たれることが確認された(図33-1).骨芽細胞の初期接着は超親水性群で大きく(図33-2a),また共焦点レーザー顕微鏡観察では,超親水性表面においては著明なアクチン線維の伸展が認められた(図33-2b).

　以上の理由を探るために表面分析を行った[2].図33-3にX線光電子分光(XPS)分析の結果を示す.ブラスト+酸エッチング処理後直ちに水中保存,プラズマ,紫外線の処理群は,対照群より明らかな炭素量の減少を認め(図33-3a),これらの処理により炭化水素が分解されていることがわかる.また,処理群は水酸基量が増加しており(図33-3b,c),チタンに対する効果と同様に水酸基による水素結合の関与が予想される(図33-3d).

　図33-4に表面エネルギーを計測した結果を示す.表面エネルギーはファンデルワールス力の目安であるが,そのなかでも双極子力(γ^p)は結合力が大きく,分子間の結合に重要である(図33-4b).プラズマ,紫外線処理により双極子力(γ^p)が上昇し,これにより細胞接着分子を表面に吸着させ,細胞接着が亢進するものと考えられる.

　以上より,TZPに対する超親水性処理は,チタンに対する効果と同様,炭化水素の分解,水酸基の導入などにより,骨形成に寄与することがわかった.今後は *in vivo* 試験等による確認試験が必要である.

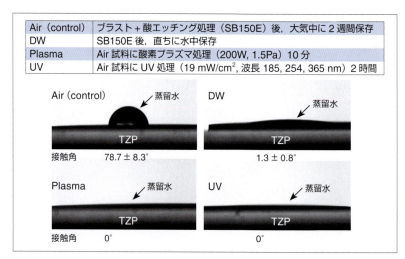

図33-1 骨芽細胞様細胞の動態に及ぼす超親水性処理の影響(接触角の変化)

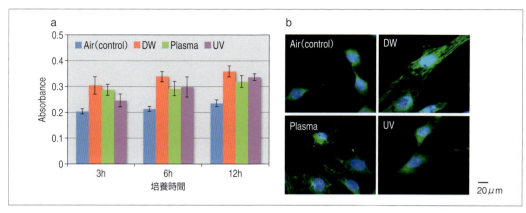

図 33-2 骨芽細胞様細胞の初期接着に及ぼす超親水性処理の影響（表面形状：ブラスト＋酸エッチング処理）
 a：初期接着，b：アクチン線維の伸展（緑，12 時間後）

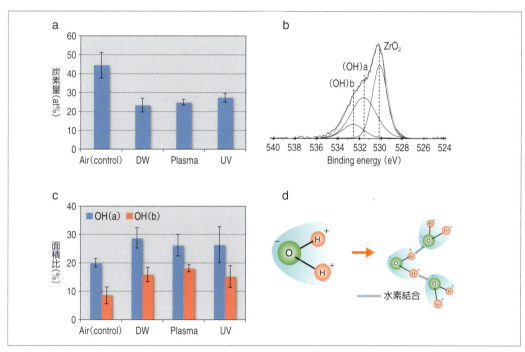

図 33-3 TZP の表面性状に及ぼす超親水性処理の影響（XPS 分析）
 a：炭素量の変化，b：酸素（O1s）スペクトル，c：水酸基（OH）の変化，d：水素結合の模式図

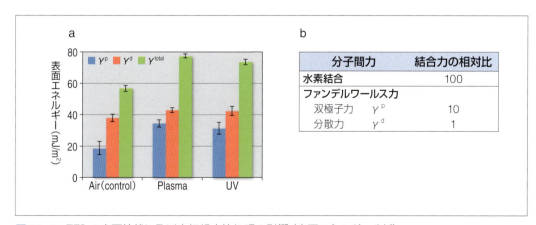

図 33-4 TZP の表面性状に及ぼす超親水性処理の影響（表面エネルギー分析）
 a：表面エネルギー（γ^p：双極子力，γ^d：分散力），b：分子間力の結合力の相対比

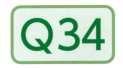

ジルコニアの軟組織との適合性はどうですか？

軟組織適合性は症例期間が短く比較は困難であるが，チタンと同等であるとの報告が多い．また，審美性（歯肉色）は明らかに白いジルコニア（TZP）が有利である．

臨床試験の報告によると[1〜4]，歯槽骨レベル，インプラント周囲軟組織の状態，血流などはチタンとTZPに差がない．また，審美性は明らかにTZPが有利との報告が多い．In vitro 試験においても，鏡面上での線維芽細胞，上皮細胞の動態を比較すると，TZPはチタンよりやや劣るか，差がないとの報告が多い[5,6]．

鏡面に仕上げたTZPとチタンを使用して，ヒト口腔上皮細胞の初期接着特性を調査した[7]．その結果，TZPはチタンと同等の初期接着特性を示し（図34-1），細胞形態や細胞骨格，細胞接着に関与するタンパク質の発現も顕著な差が認められなかった（図34-2）．ラミニンγ_2，インテグリンβ_4は上皮細胞の接着機構であるヘミデスモゾーム構造の構成タンパク質であるが，細胞の付着から接着，増殖，分化への細胞動態の変化速度に差がないと考えられた．ただし，これらのタンパク質の培養1時間後のmRNAの発現量はチタンに比べてTZPは若干劣っていた（図34-3）．

以上から，軟組織適合性を向上させるには表面の物理化学的性状の改質が必要であると考えられた．その一つの方法として，低温プラズマ法による超親水性処理が有効である（マテリアル編112ページ）．

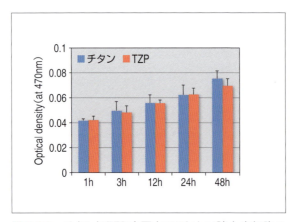

図34-1　チタンとTZP表面上でのヒト口腔上皮細胞の初期接着（鏡面，大気中保存試料）

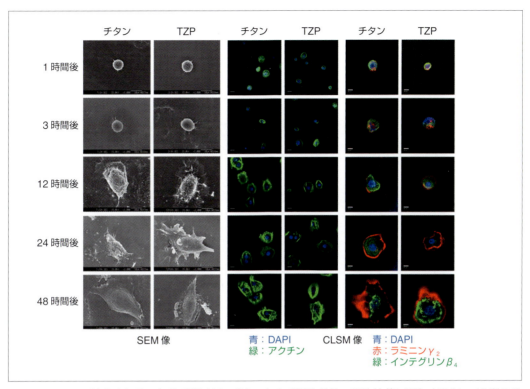

図 34-2 ヒト口腔上皮細胞の細胞形態（SEM像），および細胞骨格，細胞接着に関与するタンパク質の発現（共焦点レーザー顕微鏡（CLSM）像）

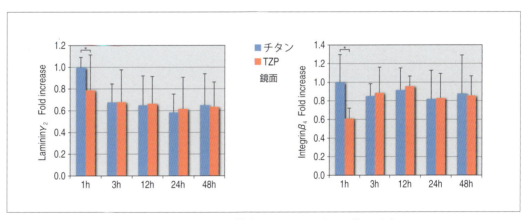

図 34-3 ヒト口腔上皮細胞の mRNA の発現量（ラミニンγ_2，インテグリンβ_4）

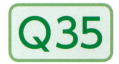 **ジルコニアに対するバイオフィルム形成はどうですか？**

 ジルコニア（TZP）上での細菌付着と増殖傾向はチタンと同等であり，表面改質が必要と考えられる．

図 35-1 は TZP 製修復物に汚れがついた例である．図 35-2 には TZP 製修復物，チタン製修復物にみられる着色，プラーク，歯石を示す．

この汚れが細菌感染によるものかは不明であるが，汚れがつきにくいと考えられていた TZP でも，予期せぬ汚れが生じることが報告されている．

TZP の口腔内細菌の付着特性は，チタンよりもやや少ないか同等であるとの報告が多い[1,2]．また，in vitro 試験においても，TZP とチタンは同様な細菌付着傾向を示している[3,4]．

そこで，鏡面に仕上げた Y-TZP，NanoZR，チタン上で，歯周病原菌の付着・増殖特性を調査した[5]．初期付着特性は，唾液をコートするとすべての試料で減少する傾向にあったが，TZP（Y-TZP，NanoZR）はチタンと同様な細菌初期付着と増殖傾向を示した（図35-3，4）．P. intermedia，A. actimomycetemcomitans も P. gingivalis と同様な傾向が認められた．TZP はチタンより細菌付着が少ないと予想したが，歯周病原菌付着特性に差がないことが示された．

また，材質の異なるインプラント表面でバイオフィルム形成を模した研究では，ハイドロキシアパタイト＞チタン≒TZP 順に細菌付着が多かったと報告されている[3]．

以上より，本材料の使用にあたってはチタンと同様に感染への対策が必要であること，また細菌付着を抑制する表面改質の必要性が示唆される．

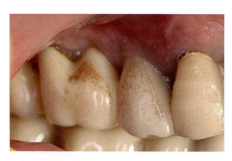

図 35-1　TZP 製修復物に汚れが生じた例
（加藤英治先生のご厚意による）

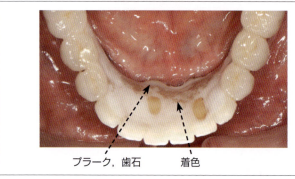
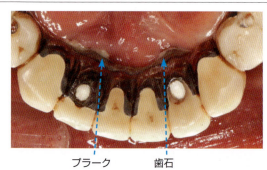

図 35-2　TZP 製修復物，チタン製修復物にみられる着色，プラーク，歯石（木津康博先生，岩崎美和先生のご厚意による）

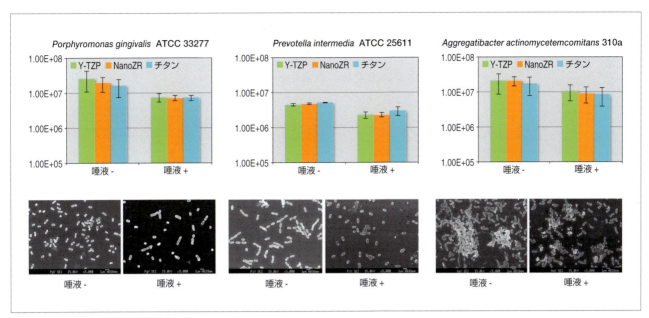

図 35-3　歯周病原菌の初期付着（1時間，鏡面）

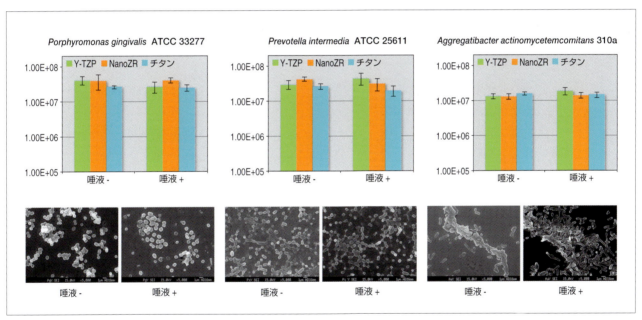

図 35-4　歯周病原菌の増殖（48時間，鏡面）

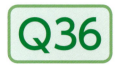

ジルコニアの組織適合性を向上させるには，どのような表面改質が必要ですか？

ジルコニア（TZP）の組織適合性は，骨形成能，軟組織適合性，バイオフィルム形成においてもチタンと似ていることから，チタンに施されている方法と同様な表面改質が有効と考えられる．

　これまで述べてきたように，TZPの組織適合性は，骨形成能，軟組織適合性，バイオフィルム形成においてもチタンと似ていることが示された．チタンはオッセオインテグレーションしやすく，プラークもつきやすいと言われているが，意外にもTZPはチタンと同様な組織適合性を示すことがわかった．

　この理由を考えてみる．ジルコニウム（Zr，原子番号40）とチタン（Ti，原子番号22）はともに4族の原子であることから，それらの酸化物であるジルコニア（酸化ジルコニウム）とチタニア（酸化チタン，チタンの表面をカバー）は性質が似ていることが想像できる．事実，TZP表面にはチタン表面と同様に水酸基が存在し，これが生体反応に関与していると推測される．

　図36-1にTZPインプラントに求められる表面改質を，表面形状と表面性状（物理化学的性質）に分けて示す（ここでは，確認された表面改質について述べる）．

　骨接触部位においては，表面形状をブラスト＋酸エッチング処理により付与したマイクロ＋ナノ構造は，チタンのSLA処理と同等以上の効果があることがわかった．さらに骨形成能を向上させるには，超親水性処理やカーボネートアパタイトの薄膜コーティングが有効であろう．

　軟組織接触部位においては，上皮や細菌の侵入を許さない生物学的封鎖機構が求められる．プラズマによる超親水性処理が上皮の初期付着に有効であったが，表面形状を含めたさらなる表面改質が求められる．

　口腔内露出部位においては，チタンと同様バイオフィルムが形成されやすいと考えられるので，細菌の初期付着を抑制する，あるいは抗菌性を付与する表面改質が必要であろう．

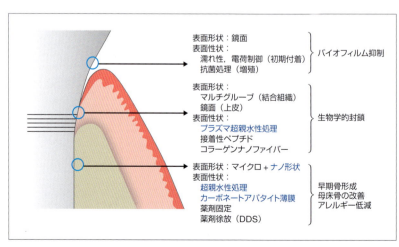

図36-1　TZPインプラントに求められる表面改質
　青：確認された表面改質，黒：その他の表面改質

Chapter 5 ジルコニアインプラントの特徴と問題点

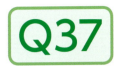 **メタルフリージルコニア修復は実現可能ですか？**

 図 37-1 に現状と課題を示すが，メタルフリージルコニア修復を実現するには解決すべき課題（△）が多く残っている．

1）アバットメントの厚さ

アバットメントの破折例を図 37-2 に示す．この破折には二つの原因が考えられる．第一は中空アバットメントの最も薄い部位で約 0.3mm と薄いことである．第二はインプラント体の埋入方向である．破折したアバットメント（2 と記されている）は，インプラント体埋入方向が唇側に過度に傾斜している．それに対し，アバットメントが破折しなかったインプラント体はほぼ隣接歯と同様の方向に埋入されている．したがって，アバットメントの破折は，インプラント体埋入方向が傾斜しており，舌側から唇側への荷重が加わったことと相まって，アバットメント肉厚が薄かったことが原因と推測される．なお，アバットメントのSEM像では破壊の起始点となるような明確な傷（欠陥）は観察されなかった（図 37-2h〜l）．

TZP は高強度であるとはいえセラミックスであるので，中空アバットメントの細い部位では思わぬ破折が生じる．同サイズのチタンおよび TZP 製アバットメントの破折抵抗を調べた研究では，TZP 製アバットメントはチタン製アバットメントより破折抵抗が小さく，厚さ 0.3mm の部位で破壊が生じたと報告している[1]．筆者らの研究でも，チタンと TZP に差がなかったのは 0.6mm であり，TZP 製アバットメントは厚さ 0.6mm 以上で咬合力に耐えうる強度が確保されることを示している[2]．

インプラント体・アバットメント

- 強さ（口腔内での耐久性を考慮）
  - ○インプラント体：HIP 処理により直径 3.0mm でも可能（純チタン 2 種の 1.5 倍の疲労破壊荷重）
  - △中空タイプの耐久性は要検討
  - △アバットメントの破折
    - →辺縁厚さ 0.3mm 不可，0.5mm 必要
- 弾性係数（210GPa），摩耗
  - △骨界面に応力集中
    - →表面に緩衝処理（ビーズ処理，傾斜化）が必要
  - △チタン製インプラント・スクリューを摩耗
- 組織適合性（*in vitro* 試験より）：チタンと近似
  - ○骨組織
    - →ブラスト＋酸エッチング処理（マイクロ＋ナノ構造）
    - →超親水性処理，アパタイト薄膜コーティング
  - △軟組織
    上皮細胞の初期接着
    - →プラズマ超親水性処理
  - △歯周病原菌付着
    - →表面改質が必要
  - → *in vivo* 試験，臨床試験のエビデンスが必要

上部構造

- 機械的性質（口腔内での耐久性を考慮）
  - ○強さ：十分（臼歯部ブリッジフレーム可）
  - △前装陶材のチッピング
    - →強い中間層セラミックスの使用
    - →高透光性 TZP（前装なし，単層）の使用
- 色調
  - ○高透光性カラー TZP 単層
    - →デンチン色（Zpex）＋エナメル色（Zpex smile）
  - △シェード調整不完全の場合
    - →最大豊隆部のみ陶材積層
- 対合歯摩耗
  - ○陶材より対合歯摩耗小（仕上研磨が必要）
    - →フルジルコニア（モノリシック）修復推奨
  - △対合歯の破折に注意
- 接着
  - △Tribochemical silica-coating と MDP 処理の効果？
  - △接着耐久性？
- 適合性
  - △セメント層 100µm 以上
    - → CAD/CAM の精度向上が必要

図 37-1 メタルフリージルコニア修復の現状と課題

2）歯牙への接着耐久性と厚いセメント層

TZP修復物の接着にはMDP接着性モノマーが効果的であるとされているが，歯牙への接着法はいまだ確立されておらず，接着耐久性が劣るとの報告が多い．また，セメント層が厚すぎることも問題である．

図37-3はTZP製ブリッジの破折例である．破折は咬合異常によって起こったことも確かであるが，それよりもセメント層が厚いことが問題であったと思われる．TZP修復物が歯牙に強固に接着しておらず，しかもセメント層が厚かったため，接着が損なわれると同時にセメント層が破壊してクラウンに部分的応力集中が起こり，クラウンが破損しやすくなったものと推察される．

セメント層の厚さに関して，従来の鋳造体では50μm以下が原則であったが，CAD/CAM技術が普及するにつれ，なぜか100μm以上でも許容されるようになった．このように原則から逸脱してセメント層が厚いと，予期せぬ不快事項が生ずることは確実であり，CAD/CAM技術の発展により適合性の改善が求められる．

さらに，対合歯エナメルの破折を惹起するなどの報告[3]もあり，TZP修復の動向を注視する必要がある．

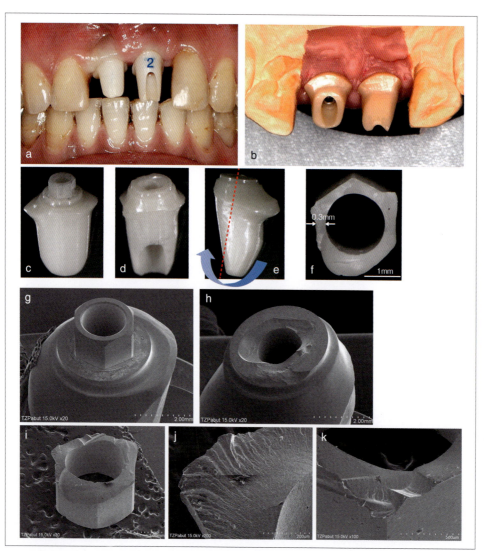

図37-2 TZP製アバットメントの破折例（関根秀志先生のご厚意による）

POIインプラントシステム．ジーシーのアドバンスシステムで製作．セット後3週間ほどで上部構造動揺．上部構造を撤去してアバットメントの破折を確認

a：アバットメントセット時の写真（「2」が破折したアバットメント），b：舌側面観（模型上），c：破折しなかったアバットメント，d：破折アバットメント，e：その頰舌観（赤破線：インプラント埋入方向），f：破折体の上方面観，g：破折しなかったアバットメントのSEM像，h：破折アバットメントのSEM像，i：破折体のSEM像，j：破折体の拡大像（iの左側），k：破折体の拡大像（iの奥側，観察方向が異なる）

ジルコニアインプラントの特徴と問題点 **Chapter 5**

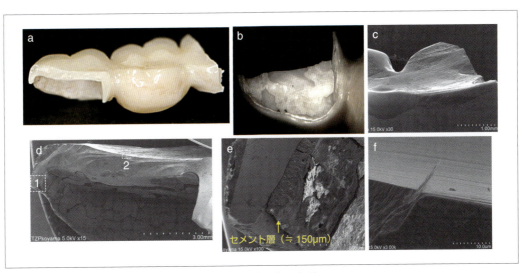

図 37-3 TZP 製ブリッジの破折例（小山 拓先生のご厚意による）
　72歳，女性．強度ブラキシズム，生活歯，⑦6⑤|ブリッジ．ビトレマー 2 を用いて装着後約 10 カ月で⑦|口蓋側にチッピング．翌月にはさらに破折部拡大．装着後約 11 カ月で除去（⑤|部にてブリッジ切断）
　a：破折したブリッジ（⑦|），b：破折部位の内面，c：咬合面の SEM 像，d：破折部位の SEM 像，e：d の部位 1 の拡大 SEM 像（厚いセメント層がみえる），f：d の部位 2 の拡大 SEM 像

75

Chapter 6 インプラント周囲骨の吸収（インプラント周囲炎）

Q38 インプラント周囲骨の吸収を引き起こす材料学的因子は何ですか？

A ① 耐食性悪化による金属イオンの溶出，② 摩耗粉（微粒子）の放出，③ インプラント表面の汚れ（異物として認識される物質の吸着），④ 細菌感染，⑤ インプラントへの過重負担（Chapter 8），⑥ その他（セメントの残存など）が考えられている．
インプラント周囲炎の発症には，これらの因子が単独で作用するというよりも，相乗効果によると考えられる[1]（表38-1）．

> **インプラント周囲炎**
> インプラント周囲組織に発症する炎症性疾患である．その病態は周囲組織の炎症とそれに伴うインプラント周囲骨の破壊を特徴とする．原因として細菌感染や過重負担（外傷性咬合）が指摘されている．
> なお，インプラント周囲歯肉組織の可逆的な炎症のみで骨吸収を伴わない「インプラント周囲粘膜炎」とは区別されている（日本歯周病学会．歯周病患者におけるインプラント治療の指針 2008）．

表38-1 インプラント周囲骨の吸収を引き起こす材料学的因子

① 耐食性悪化による金属イオンの溶出
② 摩耗粉（微粒子）の放出
③ インプラント表面の汚れ（異物として認識される物質の吸着）
④ 細菌感染
⑤ インプラントへの過重負担（オーバーロード）
⑥ その他（セメントの残存など）

COLUMN 11

インプラント周囲骨の吸収（マージナルボーンロス）＝インプラント周囲炎？

最近，Albrektsson らは，インプラント周囲炎は「感染はインプラントが失敗する際，あるいはインプラント周囲の骨吸収が起こる際に，二次的に併発するもの」であり，インプラント周囲骨吸収≠感染によるインプラント周囲炎と報告している．
すなわち，オッセオインテグレーションは身体を守るために異物であるインプラントを被包化（骨性被包，一種の慢性炎症，マテリアル編63ページ）することによる"foreign body reaction（異物反応）"であるとし，異物反応が平衡状態にあるときはオッセオインテグレーション状態を持続するが，何らかの刺激（過重負担，セメント残留など）を受けると，provoked（刺激を受けた）異物反応が起こり，インプラント周囲骨吸収を発症すると述べている．さらに，感染はその後に起こる（二次的な併発する）ものであり，インプラント周囲骨吸収とインプラント周囲炎は同義語であるような風潮は問題があるとしている[1〜3]．

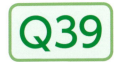 **金属イオンの溶出がインプラント周囲骨の吸収を引き起こすとすれば，どのような機序が考えられますか？**

 溶出した金属イオンがハプテン様化合物となり，タンパク質と複合体を形成し，生体に非自己として認識されると，異物反応が生じてマクロファージがインプラント周囲に集積する．マクロファージは最終的に破骨細胞に分化してインプラント周囲骨を吸収すると考えられる．

　イオン化傾向が大きいチタンが生体で安定して存在できるのは，表面に緻密な酸化膜 TiO_2 を形成し，下地の金属を保護しているからである（この状態を不動態という）．チタンは不動態が破られれば金属イオンとなって溶け出す危険性があるが，不動態が維持されればイオン化しない．したがって，抗原となり得るまでタンパク質の立体構造を変化させることは少なく，非自己タンパク質として生体に認識されない．しかし，何らかの悪条件でチタンがイオン化したとき，それらがハプテンの要因となりタンパク質と強い複合体を形成し，非自己として生体に認識される．

　ただし，ハプテンの考え方と異物処理の考え方は必ずしも一致せず，さらに骨吸収が免疫以外の非特異的な炎症（力の影響など）によることも考えられるので，一義的に金属イオン溶出→インプラント周囲骨破壊とは断定できない．

COLUMN 12

ハプテン：不完全抗原，部分抗原

　ハプテン（hapten）とは，抗体と結合するが，分子量が小さいため単独で抗体産生を誘起する活性（免疫原性）を示さない，分子量が 1kDa 以下の低分子化学物質をいう．ある種のタンパク質と結合すると，免疫原性をもつ完全抗原になる．もともとは「抗体産生を誘導することができない低分子量のタンパク質」のことをハプテン（古典的ハプテン）としていたが，金属イオンが古典的ハプテンと同様に生体と反応するエピトープ（抗原決定基）を形成することが示され，現在では，金属イオンも広い意味でのハプテンとして捉えられている．

　金属アレルギーは，イオン化した金属がハプテンとして振る舞うことがその原因として考えられている．一般的に，ニッケルなどは，耐食性が悪く金属イオンになりやすいので金属アレルギーになりやすいとされる．それに対して，チタンはイオン化しにくい金属元素なのでハプテンになりにくく，免疫学的非自己と判断されにくいと考えられる．しかし，金のようにイオン化しにくい金属でも，金属表面に形成される何らかの官能基（たとえばアミノ基）とタンパク質が結合することにより非自己タンパク質と認識されるようになった場合，金属アレルギーが発症する可能性がある．

Q40 金属イオンの溶出は骨吸収関連サイトカインの放出に関係しますか？

A チタンイオンは炎症性サイトカインの放出を惹起し，インプラント周囲の骨吸収に影響することが報告されている．

チタンインプラントを埋入したインプラント周囲炎患者のインプラント周囲粘膜には，チタンの検出量が健常者のそれと比較して有意に多く，チタンイオンの溶出が報告されている[1]（表40-1）．

また，インプラント周囲炎患者のインプラント周囲軟組織における遺伝子発現を調査した結果，重度なインプラント周囲炎患者ではIL-12やTNF-αのmRNAのレベルが高く，RANKL/OPG比も最大であり，インプラント周囲炎には炎症性サイトカインや破骨細胞発生因子の発現が関与していると報告している[2]．さらに，チタンイオンはT細胞に取り込まれRANKLの分泌を促進することが報告されている[3]．

以上の報告から，チタンイオンはRANKLの分泌を促すことによってマクロファージが破骨細胞へと分化し，骨破壊に関与すると考えられる（図40-1）．

表40-1 インプラント周囲炎患者の組織から検出されたチタン（Olmedoほか，2013[1]をもとに作成）

	上清	沈殿物
Control	0 ppb	0 ppb
インプラント周囲炎	2.02 ppb	2.44 ppb
非インプラント周囲炎	0.41 ppb	0.88 ppb

上清，沈殿物ともに検出

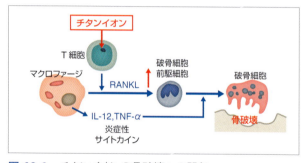

図40-1 チタンイオンの骨破壊への関与

Q41 摩耗粉の放出がインプラント周囲骨の吸収を引き起こすのは，なぜでしょうか？

A 骨/インプラント界面へ移動した摩耗粉（サブミクロン微粒子，1μm以下）がマクロファージを呼び寄せて貪食されると，炎症性サイトカインや破骨細胞誘導因子を産生し，破骨細胞が活性化して骨吸収を引き起こすことが報告されている．

炎症性異物肉芽組織には摩耗粉を貪食した単球・マクロファージにTLR2，TLR4の発現が観察され，摩耗粉に対する生体反応にTLR（toll-like receptor）を介した分子機構が関与する可能性が指摘されている[1]．

インプラント周囲骨の吸収（インプラント周囲炎） Chapter 6

Q42 チタンイオンはリポ多糖による炎症反応を助長しますか？

A チタンイオンは歯肉縁下プラークに多いグラム陰性細菌の菌体構成成分であるリポ多糖（LPS；lipopolysaccharide）の炎症反応を助長し，インプラント支持骨を吸収させる環境をつくり出す可能性がある（図42-1）．

　歯周病原菌 LPS で刺激した脾細胞に対するチタンイオン（9ppm）の影響をサイトカインレベルで検討した研究では，IL-1β，IL-6，TNF-α などのサイトカインレベルが上昇し，チタンイオンは歯周病原菌 LPS による炎症反応を助長することが報告されている[1]（図42-2）．

　また，歯周病原菌 LPS とチタンイオンの混合溶液を歯肉組織中に作用させると，LPS 単独溶液，チタンイオン単独溶液よりも CCL2（単球の遊走促進作用）および RANKL（骨吸収促進作用）を増加させ，OPG（RANKL の働きを阻害）を減少させる．したがって，溶出したチタンイオンは，よりインプラント支持骨を吸収させる環境をつくり出す可能性が報告されている[2]．

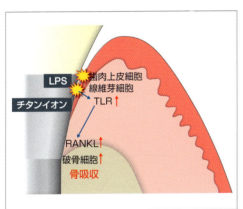

図42-1　チタンイオンと LPS の相乗効果による骨吸収への関与
　チタンイオンの溶出：酸性下のフッ素化合物，塩基性の過酸化水素水，硫化物，マクロファージの存在

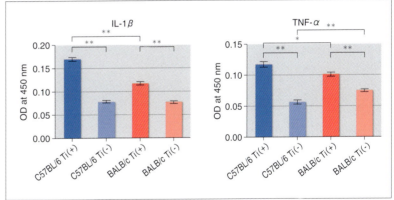

図42-2　歯周病原菌 LPS で刺激した脾細胞に対するチタンイオンの影響（サイトカインレベル）の例（Nishimura ほか，2014[1]）をもとに作成）
　使用細胞：C57BL/6；細胞性免疫優位（Th1 優位），BALB/c；体液性免疫優位（Th2 優位）

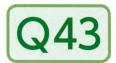# インプラント表面の汚れは，インプラント周囲骨の吸収を引き起こす要因になりますか？

 汚れが異物として認識される物質（内毒素に関連）の場合は，周囲骨の吸収を引き起こす危険性がある．

　通常使用されているチタンやジルコニアと，チタンに積極的にLPSで汚染したものをヒト全血に作用させ，遺伝子発現やタンパク質発現を解析した報告では[1]（**表43-1**），LPS汚染チタンは汚染されていないチタンに比べ，100倍程度の炎症性サイトカイン（IL-1β，TNF-α，NF-κB，TLR）の発現がみられた．活性化されたTLRは，細胞内シグナル伝達経路を介して，転写因子であるIRFやNF-κBを活性化し，それぞれIFN-α，IFN-βまたはIL-1，IL-6，IL-8などのサイトカインを誘導し，獲得免疫，あるいは炎症を誘導すると考えられる．

表43-1 各処理面をヒト全血に作用させたときの炎症性サイトカインの遺伝子発現（1時間後，fold値）（Harderほか，2012[1]をもとに作成）

遺伝子	未処理チタン	未処理ジルコニア	LPS汚染チタン
TLR9	8	4	22
IL-1β	13	5	200
NF-κB	5.1	1.2	5.7
TNF-α	7.6	4.8	17

Q44 インプラント周囲炎を引き起こす特定の細菌叢はありますか？

A 歯肉縁上・縁下では環境が大きく異なること，口腔内常在菌叢との共生が考えられること，インプラント周囲炎の発症には宿主の応答が鍵を握っていることなどから，特定の細菌を原因とする発症機序を確定することは難しいのが現実である．

　インプラント周囲ポケット内の細菌に免疫細胞が反応してRANKLを放出し，破骨細胞を活性化して歯槽骨が吸収する．したがって，現段階ではインプラント周囲炎の治療には歯周病原菌の排除が目標になるが，口腔内常在菌叢を考慮した宿主機能を制御する方法が求められるようになるかもしれない[1]．
　一般的に，インプラント周囲炎疾患の初発段階は次のように考えられている．歯肉縁下プラーク細菌は歯肉溝滲出液と剥離上皮を栄養源にして増殖し，炎症を惹起する．また，タンパク質を栄養源としていることから，プラークpHが中性に安定化されることで歯周病原菌など酸性環境に弱い細菌の増殖が容易になり，プラークはより病原性を増し，周囲炎が拡大する[2]．

Q45 インプラント周囲炎発症に関わる細菌感染には，どのような経路が考えられますか？

A インプラント周囲に蓄積した細菌（プラーク）が原因となっていることは間違いないため，発症に関わる細菌感染には，歯周病原菌の直接付着，ほかの原因菌の関与，およびこれらの複合感染が考えられる．
さらには，異常な咬合（主に側方荷重）により，骨とインプラント体に微小な空隙すなわちインプラント歯肉溝が深くなると，ここに口腔内常在菌がバイオフィルムを形成し，インプラント周囲炎が増悪すると考えられる．

　インプラント周囲炎の兆候が認められる部位では，歯周炎と類似した細菌が検出されることが知られており，これにはRed complexと呼ばれる *Porphylomonas gingivalis*（P.g.菌），*Tannerella forsythensis*（旧*Bacteroides forsythus*，T.f.菌），*Treponema denticola*（T.d.菌）細菌群や *Aggregatibacter actinomycetemcomitans*（旧 *Actinobacillus actinomycetemcomitans*, A.a.菌），*Prevoterlla intermedia*（P.i.菌），*Fusobacterium* *nucleatum*（*F.n.* 菌）などの嫌気性グラム陰性細菌が含まれる．

また，インプラント周囲炎患者のインプラント周囲に認められた細菌は歯周病原菌と一致していることがリアルタイム PCR 法や BANA 酵素反応検査法によって確認されている[1,2]．

一方，インプラント周囲炎と歯周炎患者の歯肉縁下プラークの細菌叢を検索した報告では，インプラント周囲炎では細菌の種類は好気性菌も含んで多種にわたり，一般的な歯周病原菌は多くはないことが報告されている[3]．インプラント周囲炎で撤去したインプラントに付着しているプラークには，球状で好気性のレンサ球菌や桿菌あるいはらせん状のスピロヘータ様の細菌付着が全面に観察される（図 45-1）．

このように，上記のさまざまな報告と，チタンの表面に付着する細菌叢は歯面とは必ずしも一致していないことから，チタンの表面に初期付着する菌種は好気性菌と嫌気性菌の混合感染である可能性が高い．インプラント周囲炎から検出された嫌気性菌が 13 菌属 74 株であるのに対し，好気性菌は 13 菌属 135 株であったとの報告もある[4]（図 45-2）．これらの事実から，インプラント周囲炎の発生には，口腔内に露出したチタンに好気性菌の初期付着があると，これを足場に口腔内常在菌である日和見感染菌の二次的付着，そして歯肉溝下で嫌気性菌が関与した感染が主体となる 3 つの感染の段階があることも考えられる．

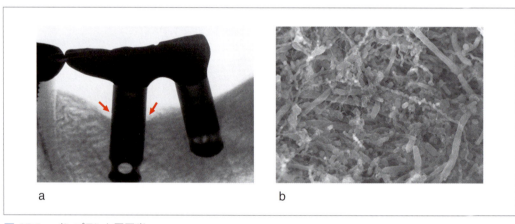

図 45-1　インプラント周囲炎
　a：X 線写真，b：付着した細菌叢

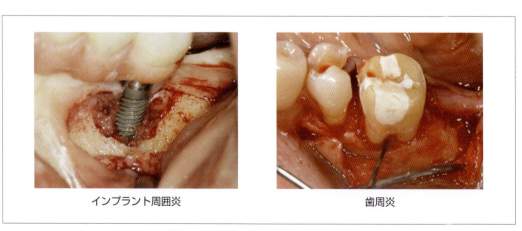

図 45-2　インプラント周囲炎から検出された細菌種（室木俊美先生のご厚意による）
　嫌気性菌：13 菌属 74 株，好気性菌：13 菌属 135 株

Chapter 7 メインテナンス：デブライドメント

Q46 インプラント周囲炎の治療には，どのような方法が提案されていますか？

A インプラント治療終了後は，インプラント体を含めた口腔内を長期にわたり安定させるために，メインテナンス（支持療法）が必要となる．

現在，インプラント周囲炎（図46-1）に対する治療の指針の一つとして，累積的防御療法（cumulative interceptive supportive therapy；CIST，表46-1，2）が用いられている．臨床パラメータの評価結果であるポケット深さ（PPD），排膿の有無，プロービング時の出血（BOP）などの組み合わせで，A〜Dの4つの治療カテゴリーが設定されており，多くの臨床現場で採用されている[1,2]．

図46-2，3は臨床現場におけるインプラント周囲炎治療（メインテナンス，支持療法，デブライドメント）の例である．このように，症例に応じてさまざまな療法によりインプラント周囲炎の治療が行われているのが現状である．

- 細菌検査
- プラークインデックス（PI）
- プロービングデプス（PPD）
- プロービング時の出血（BOP）
- インプラント体の動揺
- X線検査

図46-1 インプラント周囲炎の診断項目
（口腔インプラント治療指針2016[1]）

表46-1 累積的防御療法（CIST，口腔インプラント治療指針2016[1]）

臨床パラメータ					メインテナンス分類	CIST
PI	BOP	Suppuration	PPD(mm)	Rx Defect		
±	−	−	<4	−	0	(A)
+	+	−	<4	−	I	A
+	+	±	4〜5	+	II	A＋B
+	+	±	>5	++	III	A＋B＋C
+	+	±	>5	+++	IV	A＋B＋C＋D
+	+	±	>5	++++	V	E

PI：プラークインデックス　BOP：プロービング時の出血　Suppuration：排膿
PPD：ポケット深さ　Rx Defect：エックス線的に見られるインプラント体周囲の骨欠損

表46-2 CIST各項目（A〜Eを単独もしくは組み合わせ．口腔インプラント治療指針2016[1]）

A	機械的クリーニング	インプラント周囲のプラーク・歯石の除去
B	殺菌療法	0.1〜0.2％クロルヘキシジン約10mLで約30秒間の口腔清浄を3〜4週間行う．同時に0.2〜0.5％クロルヘキシジンにて局所洗浄を行う（1日2回）
C	抗菌薬療法	全身療法：オルニダゾール（2×500mg/日）またはメトロニダゾール（4×250mg/日）を10日間投与
		局所投与：徐放性抗菌薬（Tetracycline fibers）を10日間投与
D	外科的アプローチ	再生手術：多量の生理食塩液で骨欠損部を洗浄後GBRを行う．バリアメンブレンを用いてフラップを完全に封鎖し，数ヵ月間部を観察する
		切除療法：欠損部の骨切除術を行った後，A.P.F（フラップ根尖側移動術）を行う
E	インプラント体除去	

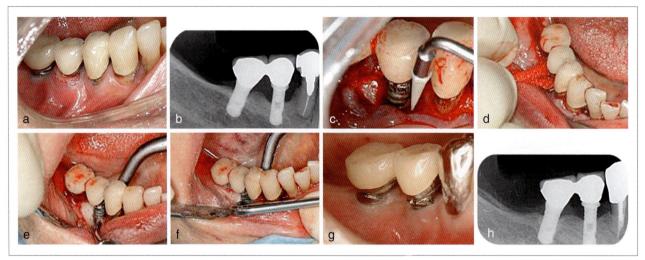

図 46-2 臨床現場におけるインプラント周囲炎治療例（伊藤太一先生のご厚意による）

5̲ 部のインプラントに周囲粘膜の腫脹，排膿，歯槽骨の吸収が認められ，インプラント周囲炎と診断．消炎処置，残存歯を含めた口腔清掃指導をした後，c〜fの処置を組み合わせた外科的インプラント周囲炎治療を行った．インプラント周囲炎治療後 3 年経過したが，周囲粘膜の状態は炎症は認められず，良好であった．

　a,b：術前．　c：プラスチックチップ超音波スケーラー．　d：生理食塩水ガーゼ．　e：Er:YAG レーザー．　f：エアーアブレーション．　g,h：治療後 3 年経過

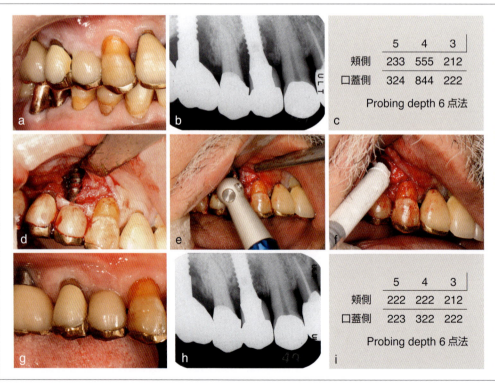

> **デブライドメント，除染，支持療法**
>
> デブライドメント（デブリードマン，debridement，壊死組織除去）は本来，創面の壊死した組織や汚染物質を取り除くことをいうが，歯周治療において歯肉縁下のプラーク，歯石，汚染歯根面，不良肉芽組織を除去することをさす．
>
> また，インプラント周囲炎の治療では，インプラント体を外科的に露出させた外科的療法において，表面の汚染物質の除染（Decontamination）と同義のことが多い．これらは，インプラント周囲粘膜炎やインプラント周囲炎が存在するときの治療法である支持療法（supportive therapy）に含まれる[1]．

図 46-3 インプラント周囲炎治療（支持療法，デブライドメント）の例（竹澤保政先生のご厚意による）

　a〜c：歯周治療，咬合治療その他すべてを行い，メインテナンス 3 年（紹介されて 5 年）に入るが，4̲ 部のインプラント周囲の環境は改善せず（ポケット深く，出血，排膿あり）
　d：乳頭歯肉を残してフラップを開ける．かなり骨吸収が進んでいる
　e：チタン表面の汚染物，感染源を除去，炭酸ガスレーザーをチタン表面，骨面に照射
　f：吸収性のリン酸カルシウム系骨補填材を填入．吸収性のメンブレンを添付
　g〜i：術後 4 年経過．現在のところ，大きな問題は起こっていない．偏性嫌気性菌活動試験 BANA（−）

Chapter 7 メインテナンス：デブライドメント

COLUMN 13

メインテナンス時の診査項目，診査方法

定期診査時のチェック項目として，
① プラークインデックス（mPI；**13-1**，オーレリー PCR；**13-2**）
② 周囲粘膜の炎症（発赤，腫脹，疼痛，滲出液など；**13-3，13-4**）
③ インプラントの動揺度（**13-5，13-6**）
④ PPD（Plobing Pocket Depth）の測定（**13-7，13-8**）
⑤ X線診査（規格撮影）：骨吸収量，骨吸収形態，骨吸収部位（**13-9**）
⑥ 咬合状態（**13-10**）
⑦ 歯周病原菌検査（**13-11，13-12**）
がある．

```
0：プラークは認められない
1：プラークが肉眼的には認められないがプローブで擦過し
   たり染色液の使用によって認められる
2：プラークが肉眼的に認められる
3：プラークが多量に認められる
```

13-1 PI（Plaque Index[1]）および mPI（modified Plaque Index[2]）

$$\frac{染め出し歯面}{総歯面数（1歯4歯面）} \times 100 （％）$$

13-2 オーレリープラークコントロールレコード（PCR）

```
0：臨床的に正常歯肉．出血なし
1：軽度の炎症．点在した出血
2：中等度の炎症．インプラント辺縁
  に沿った線状の出血
```

13-3 歯肉炎症指数：GI（Gingival Index）[3] および mBI（modified Sulcus Bleeding Index）[2]

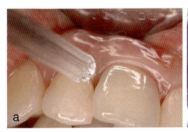

13-4 エア吹き付けによるインプラント周囲溝の診査（a）とストッパーを用いたインプラント周囲溝の診査（b）

```
Score 0：No displacement apparent upon
         loading of implant with 1 N in any
         direction ("rock solid")
Score 1：Loading of implant with 1 N results
         in minimal displacement of not
         more than 0.5 mm.
Score 2：Implant apparently loose.
```

13-5 連結装置解除後の単独インプラントの動揺度[2]

臨床的動揺度	ペリオテスト値
0	－08 ～ ＋09
Ⅰ	＋10 ～ ＋19
Ⅱ	＋20 ～ ＋29
Ⅲ	＋30 ～ ＋50

0：動揺は認められない．
Ⅰ：触診して動揺が認められる．
Ⅱ：視覚的に動揺が認められる．
Ⅲ：舌や口唇により歯が動揺する．
（Schulte らによる4段階の判定基準）

インプラントの正常値：～ ＋05

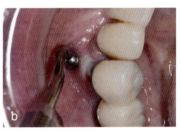

13-6 ペリオテスト

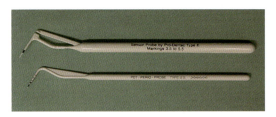

13-7 プラスチック製の規格プローブで，すべてのインプラント周囲についてプロービングする（0.2〜0.3Nの圧）

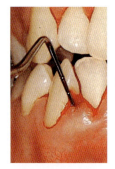

13-8 ポケットをプロービングし，プローブを引き抜いた後（20〜30秒後）の出血（Bleeding on Probing；BOP）の有無を，各歯ごとに診査する（−：出血しない，＋：出血する）

- インプラント周囲骨の診査
- インプラント頸部の骨の診査
- インプラントのねじ山を指標

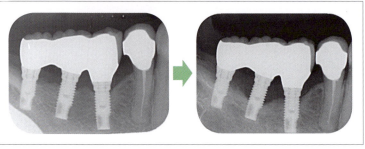

13-9 インプラント周囲の骨透過像の評価（埋入時以前に撮影したX線写真との比較）

- 早期接触
- 過剰な機械的刺激
- 咬合面ファセットの有無
- 咬合性外傷の有無（中心咬合位，側方，前方運動時）
- オクルーザルスクリューの緩みの有無
- スクリュー，アバットメント，インプラント自体の破折の有無
- インプラント植立部における疼痛の自覚の有無

- 咬合調整
- 悪習癖の有無と対処：ブラキシズム，クレンチング，タッピング…
  マウスガードスプリントを製作し夜間の装着を指示
- スクリュー再締結，交換
- アバットメント交換
- インプラント除去

13-10 咬合状態

- *Aggregatibacter actinomycetemcomitans* (A.a.)
- *Porphyromonas gingivalis* (P.g.)
- *Tannerella forsythia* (T.f.)
- *Treponema denticola* (T.d.)
- *Prevotella intermedia* (P.i.)

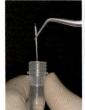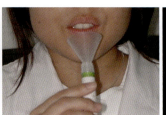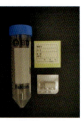

13-11 歯周病原菌検査（ミロクメディカルラボラトリー，BML），リアルタイムPCR法

	A.a.	P.g.	T.f.	T.d.	P.i.
非歯周炎患者群	0 ± 0	0.032 ± 0.074	0.011 ± 0.019	0.009 ± 0.015	0.007 ± 0.014
軽度歯周炎患者群	0.001 ± 0.003	0.073 ± 0.148	0.008 ± 0.014	0.009 ± 0.019	0.105 ± 0.561
中等度歯周炎患者群	0.014 ± 0.036	1.684 ± 3.231	0.101 ± 0.195	0.194 ± 0.486	0.207 ± 0.326
重度歯周炎患者群	0.043 ± 0.119	3.660 ± 2.922	0.266 ± 0.197	0.515 ± 0.747	0.767 ± 1.068

13-12 歯周病原菌対総菌数比率

（本コラムは伊藤太一先生のご厚意による）

メインテナンス：デブライドメント Chapter 7

COLUMN 14

インプラントにプロービングは有効か？

　インプラントに対するプロービングについては，0.5Nのプローブ圧にて行ったところ，健全な天然歯の場合よりも健全なインプラントのほうがプローブが深く挿入され，貫通によるBOPが発現することが報告された[1]．プロービングによる組織の損傷と，臨床的には健康なインプラントに対して，炎症と誤診する可能性が指摘された（**14-1**）．

　一方，0.3Nのプローブ圧で比較したところ，プローブと骨辺縁の距離について，天然歯とインプラントの有意差はなく，BOPが観察されたのは炎症がある部位のみとの指摘がなされた[2]．さらに，プローブによって損傷した上皮性付着は，5日で完全に再生していた報告も出され[3]，プロービングはインプラント周囲組織を損傷することなく，インプラント周囲炎の有効な臨床的評価になると考えられる．その後も，インプラント周囲粘膜炎，インプラント周囲炎ではBOP（＋）の割合が高いという研究も出されている[4,5]．

　しかしながら，プロービングの問題点も依然として存在しており，天然歯とインプラントの周囲組織や頸部形態の違い（**14-2**），また，インプラントシステムによって異なるポケットの深さの問題について，気を配らなければならない．

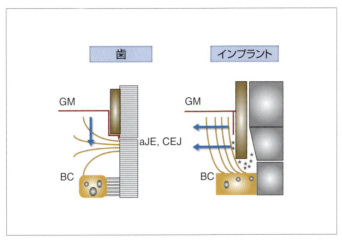

14-1 天然歯とインプラントにおけるプロービングの模式図

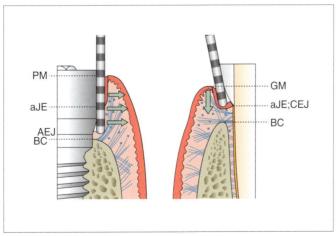

14-2 天然歯とインプラントにおける周囲組織の違い

（本コラムは伊藤太一先生のご厚意による）

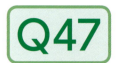

Q47 インプラント周囲炎の支持療法には，どのような方法が提案されていますか？

メインテナンスにおける支持療法には，表 47-1 に示すような非外科的療法，外科的療法，その他（アバットメント，上部構造への応用）に分類されている[1]．Q48 〜 55 で，順次解説する．

表 47-1 メインテナンスにおける支持療法

1. 非外科的療法
   1) 機械的・物理的な清掃
   2) 殺菌的療法・抗菌的療法
   3) 光線力学療法（フォトダイナミックセラピー，PDT）

2. 外科的療法
   1) 機械的・物理的な清掃
      ・チタン製ブラシ
      ・超音波スケーラー
      ・回転切削器具
   2) エアーアブレーション
      ・β-TCP パウダー
      ・グリシンパウダー
   3) 歯科用レーザー
      ・Er：YAG レーザー
      ・CO_2 レーザー
   4) 再生療法的アプローチ（骨移植を含む）

3. アバットメント，上部構造への応用
   光活性化（光機能化）処理
   1) 大気圧プラズマ照射
   2) 紫外線照射

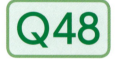

Q48 非外科的療法には，どのような方法が推奨されますか？

プラークコントロール，排膿，ポケット深さの増加，骨の喪失，などを定期的にモニターし，周囲骨の維持や喪失を最小限にするために，初期の炎症の兆候を見逃さず治療することが重要である．

インプラント周囲炎については，機械的清掃単独では効果が限られている．また，アクセス不良の場合は，上部構造の除去を検討する．機械的・物理的な清掃，および殺菌的療法・抗菌的療法については多くの解説があるので，ここでは述べない．

Q49 フォトダイナミックセラピーの効果はどうですか？

A 単独では効果がなく，スケーリング・ルートプレーニング（SRP）との併用で3カ月以内は効果があるが，6カ月で効果が薄れるとの報告もあり，その使用条件などにはさらなる検討が必要である[1,2]．

　フォトダイナミックセラピー（photodynamic therapy；PDT）は光線力学療法とも呼ばれ，光感受性物質を患部に投与し，光照射により活性酸素種を発生させ，殺菌効果を上げる治療法である．

　特に細菌などに対し殺菌効果を期待して使用するPDTを，antimicrobial-PDT（a-PDT，抗菌光線力学療法）と呼ぶことが多い．a-PDTは，光感受性物質として主にメチレンブルーを用い，吸収波長である670nm付近の赤色LEDを照射して使用される．a-PDTを用いた歯周ポケットの殺菌やプラークコントロールの補助としての臨床応用に検討されている[3,4]．

　筆者らの研究では，SLA処理を施したチタンディスク上で*P.g.*菌に対する一定の除菌効果が示されている（94ページ，COLUMN 15）．

Q50 外科的療法には，どのような方法が推奨されますか？

A 外科的療法は，インプラント体を外科的に露出させ，表面の汚染物質を除染する（デブライドメント）方法であり，非外科的療法より効果的である．

　インプラント周囲炎で骨吸収が見られる場合は，インプラント周囲組織に対する治療に追加して，インプラント体表面の処置も必要となる．

　近年のインプラント周囲炎治療に対するシステマティック・レビューによると，非外科処置より外科処置が有利であるが，さまざまな手法が提案されている（以下，Q51〜55参照）なかで，どの処置が優れるかは確定していない．また，表面汚染除去だけでは再オッセオインテグレーションを達成するのは困難であり，再生療法的アプローチとの併用が必要であると報告されている[1〜4]．

Q51 機械的・物理的な清掃では、どれが推奨されますか？

A チタン製ブラシによる回転清掃や，PEEK（ポリエーテルエーテルケトン）ファイバーチップを用いた超音波スケーラーが推奨されている．

　回転切削器具のうち，ダイヤモンドバーによる切削はインプラント表面の機械的損傷などが指摘されているが，チタン製ブラシは細部まで効率よい除染が可能であるとされる．超音波スケーラーでは，カーボンファイバーチップやPEEKファイバーチップが用いられているが，PEEKファイバーチップは除染効果が高く，残留元素も少ないとされる．

　インプラント表面は複雑な形状を呈し，HAコーティングなどチタンと異なる表面性状のインプラント体が利用されていることから，非接触で作用するエアーアブレーションあるいはレーザーの応用も考えられている．

　なお，ハンドスケーラーの使用は，特にインプラント体表面を損傷することが，除去効果や器具の到達性とともに問題となる．図51-1はスケーラーチップのチタン合金製ジンジバルカフの表面に与える影響をみたものであるが，金属製よりはプラスチック製（ポリフェニレンサルファイド樹脂）チップのほうが表面への損傷は少ない（図51-2）．

　また，ジルコニアに対しては金属チップを使用しても表面を損傷しないが，金属製チップの成分がジルコニアに付着，残留する（図51-2）ので注意が必要である．

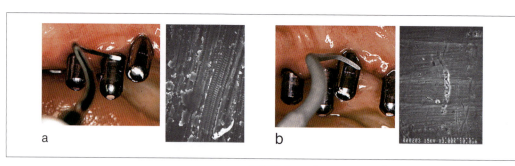

図 **51-1**　スケーラーチップのチタン合金製ジンジバルカフ（Integral implant, CALCITEK, Ti-6Al-4V）の表面に与える影響（奥森直人先生のご厚意による）
　a：ペリオチップソフトメタル（ステンレススチール），
　b：ペリオチップセーフティー（ポリフェニレンサルファイド樹脂）

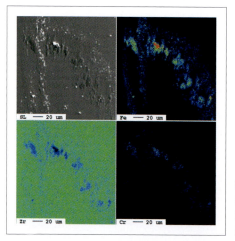

図 **51-2**　金属チップでスケーリングされたジルコニア表面の電子線マイクロアナライザー（EPMA）による面分析（木津康博先生，岩崎美和先生のご厚意による）金属チップ成分のFe, Crが確認される

Q52 エアーアブレーション用パウダーは,どれが推奨されますか?

A β-TCPパウダーとグリシンパウダーが推奨されるが,それぞれ特徴がある.

　エアーアブレーションは,図52-1に示す器具を用いて,タービンホースに直接接続し,各種パウダーを圧縮空気と水とともにノズルより噴射し,歯面やインプラント表面から汚染物を除去する方法である.短時間での除染が可能であるが,気腫の発生やパウダーの軟組織内への迷入,深い骨縁下ポケットへの適用困難などの欠点も見られる.現在,臨床で多用されているエアーアブレーション用には,β-TCPパウダーとグリシンパウダーがある.

　β-TCPはリン酸カルシウムの一種で,生体親和性が高い,生体内吸収性がある,適度な硬度を有する等の特性があることから,エアーアブレーションパウダーとしての有用性が期待されている.

　グリシンパウダーは,主成分はグリシン(アミノ酸の一種)で粒径25μmと65μmの微粒子があり,水に溶けにくいようにシリカでコーティングされている.清掃力は弱いが,清掃面の滑沢性は高い.

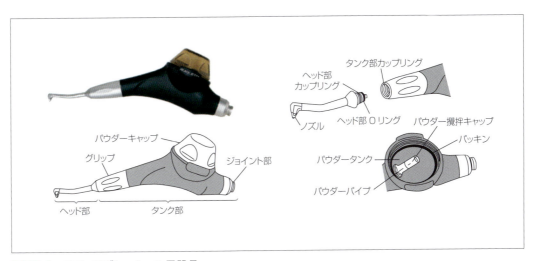

図52-1　エアーアブレーション用器具

Q53 歯科用レーザーは，どれが推奨されますか？

A Er：YAG レーザーが推奨されるが，フラップ手術との併用が望ましい．

　レーザーの特徴と各種レーザー機器を**表 53-1** に示す．そのなかで，Er：YAG レーザー（波長：2.94 μm）と炭酸ガス（CO_2）レーザー（波長：10.6 μm）が利用されている．しかし，CO_2 レーザーは熱の問題が指摘されている．

　Er：YAG レーザーは，水への吸収性が CO_2 レーザーより 10 倍，Nd：YAG レーザーよりも 15,000 〜 20,000 倍と高く，生体組織の蒸散に適しており，除染効果が大きい．しかし，Er：YAG レーザーは，インプラント体全周にむらなく照射することが困難であること，骨吸収の状態が狭いポケット状の場合には確実性に欠ける，などの欠点がある．また，高出力ではチタン表面に損傷を与えるため，出力をコントロールして，注意深く処置を行うことが求められる[1]．

　新鮮抜去歯の歯周病罹患根面のデブライドメント後の残存細菌数は，レーザー治療では超音波スケーラー処置より好気性および嫌気性菌ともに有意に少ない数を示し，Er：YAG レーザーは超音波スケーラー以上の除菌効果を示すことが報告されている[2]．また，Er：YAG レーザーは，代表的な歯周病原菌に対し低出力で殺菌効果を生じ，通常の歯周治療で応用される出力においては十分な殺菌効果を有していると報告されている[3]．さらに，新生骨接触率（BIC）を，Er：YAG レーザー法（ERL），メトロニダゾール併用のプラスチックキュレット法（PCM），超音波スケーラー（VUS）法により調査した結果，BIC は ERL（44.8％），PCM（14.8％），VUS（8.7％）であり，Er：YAG レーザー法の有効性が示されている[4]．

　一方で，フラップ手術併用なしでの Er：YAG レーザー除染は効果がないとの報告がある[5] ことから，レーザーの使用にあたってはフラップ手術との併用が望ましい．

表 53-1 レーザー（LASER）

レーザー：誘導放出を利用した光の増幅器または発振器	レーザー機器
・波長幅が狭く単色に近い ・同位相性（可干渉性）により光の強弱をコントロールできる ・平行度の高い指向性に優れている（平行光線）	・高エネルギー 　■ 炭酸ガス（CO_2）レーザー（波長 10.6 μm）：軟組織切開 　■ Nd：YAG レーザー（波長 1.064 μm）：軟組織，深部到達，溶接機 　■ Er：YAG レーザー（波長 2.94 μm）：齲蝕除去，生体組織の蒸散 　■ Ho：YAG（波長 2.10 μm）：硬軟両組織 ・低エネルギー 　■ He-Ne レーザー（波長 0.632 μm）：知覚過敏，歯髄切断 　■ 半導体レーザー

メインテナンス：デブライドメント　Chapter 7

Q54 再生療法的アプローチには，どのような方法がありますか？

A 表面汚染物質除去後に組織再生を促す療法が推奨されており，自家骨や他家骨，コラーゲンなどの生体由来材料，BMP-2などの生理活性物質，β-TCPなどのリン酸カルシウム，スタチンなどの薬剤などの活用が提案されている（Chapter 9参照）．

Q55 その他には，どのような方法がありますか？

A クロルヘキシジン，クエン酸，過酸化水素処理，高圧水＋重曹粉末噴霧，インプラントプラスティー，などが使用されているが，以下の理由から使用が限られている．

- クロルヘキシジン：効果はあるが，日本では認可されていない
- クエン酸：石灰化が進んでいる場合は，効果がないといわれる
- 過酸化水素：チタンを腐食する可能性がある
- 高圧水＋重曹粉末噴霧：シリカの残留が指摘されている
- インプラントプラスティー（インプラントの周囲を研磨し，補填材と膜を設置して治療する方法）：インプラント表面への損傷が大きい，チタン粒子の残存の問題がある

COLUMN 15

SLA処理チタン板上での除菌 *in vitro* 試験

SLA処理を施したチタン板上でP.g.菌を嫌気培養したのち,以下の除菌操作を行い,操作終了後200μLの液体培地を乗せ嫌気培養再開(24時間培養)を行い,ディスク上の生菌数をBacTiter-Glo Assayにて測定した.

- Er:YAGレーザー(Erwin AdvErL,モリタ):照射時間60秒
- β-TCPパウダーによるエアーアブレーション(クイックジェットM,ヨシダ:処理時間30秒)
- a-PDT(Periowave™ Handheld Laser System,Periowave Dental Tech):照射時間60秒
- 大気圧プラズマ処理(NJZ-2820,長野日本無線):処理時間20秒
- クロルヘキシジン処理,ヒビテン(5%グルコン酸クロルヘキシジン):処理時間10分
- 次亜塩素酸ナトリウム(NaOCl,ドクタープラス500,0.1%溶液):処理時間2分

以上の結果,未処理Controlを100%とした場合,いずれの処理も0.1〜3.1%に減少しており(**15-1**),これらの処理の有効性が確認された.

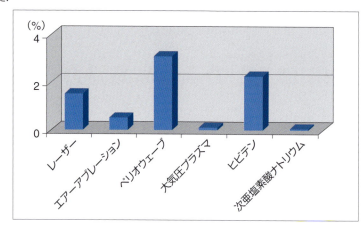

15-1 SLA処理チタン板上での除菌効果処理試料に対する生菌数の割合

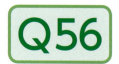 アバットメント,上部構造への応用で,光活性化処理は効果的ですか？

 光活性化(光機能化)処理を補綴用コンポーネント装着時に施すことで,軟組織接着による生物学的封鎖を向上させ,インプラント周囲炎の予防に貢献すると考えられる.特に大気圧プラズマ処理は,5秒程度の処理で効果を発揮するので,有用である.

　光活性化処理は,オッセオインテグレーションや上皮付着を亢進する.したがって,補綴用コンポーネント装着時や除染・清掃後にこれらの処理を施すことで,インプラント周囲炎の予防や軟組織封鎖性の向上に有効であると考えられる.

　紫外線照射では波長と出力が処理時間に影響し,通常は数分〜数十時間であるが,低温プラズマ処理,特に大気圧プラズマ処理はエネルギーが非常に高いため,きわめて短時間(数秒〜数分)の処理で効果を発揮することから,臨床現場では有用性が高いと考えられる.

　アバットメントへの応用を想定し,チタン試料に技工操作で考えられる各種の洗浄処理を施した後,5秒間の大気圧プラズマ処理を行った.結果,表面へのゴミ等の付着物は超

音波洗浄で除去でき，プラズマ処理によって形態的変化は見られなかった．しかし，プラズマ処理によって表面の炭素量が減少し，超親水性が得られた（**図 56-1**）．

技工所における使用法としては，技工操作で一連の洗浄を行った後に大気圧プラズマ処理を行い，生理的食塩水（滅菌水）中に保存して，臨床現場に納入する方法が推奨される（**図 56-2**）．生理食塩水に保存しての納入は，大気圧プラズマ処理後に起こる炭化水素の吸着が水中保存により防げるからである．

このように，大気圧プラズマ処理をアバットメントや上部構造に 5 秒程度施すことは，技工所における最終処理のみならず，臨床現場で装着直前の処理として有用であると考えられる．すなわち，ブラスト＋酸エッチング処理（粗面形成）で超親水性を得る SLActive などと異なり，鏡面状態のアバットメントに短時間で超親水性を付与する大気圧プラズマ処理は，上皮付着を亢進し生物学的封鎖を確実なものにすると考えられる．

前処理（洗浄）法	略号
流水→水切り	RW
流水→エアーガン	RW-AG
流水→エアーガン→エタノール	RW-AG-ET
超音波洗浄（水道水）→水切り	USW
超音波洗浄（水道水）→エアーガン	USW-AG
超音波洗浄（水道水）→エアーガン→エタノール	USW-AG-ET

a

b

c

図 56-1 アバットメントに対する大気圧プラズマ処理の効果
a：技工段階での洗浄法．b：プラズマ処理前後の表面（SEM 観察）．c：炭素量の変化
プラズマ処理後は，すべての試料で接触角ゼロの超親水性を示した

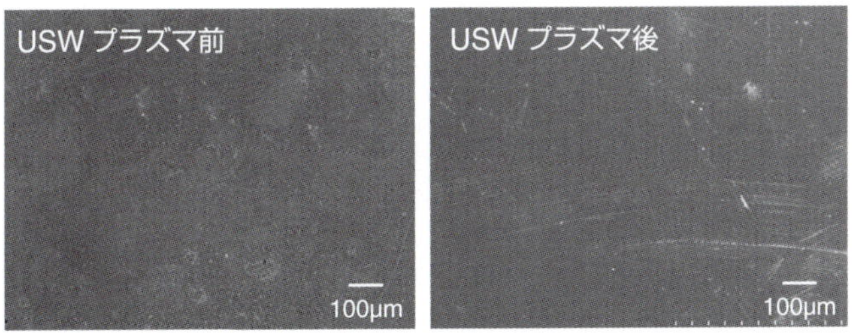

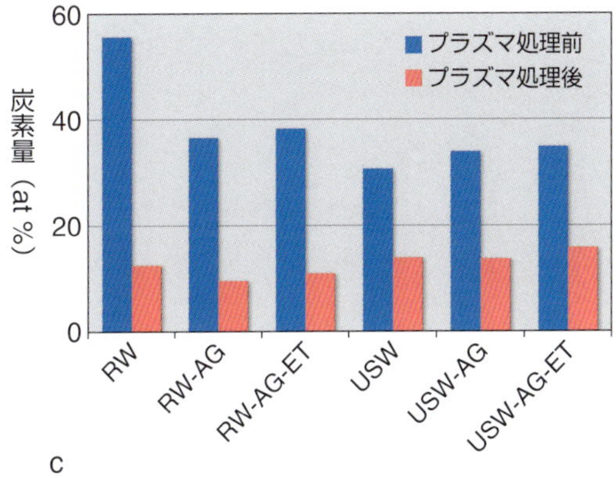

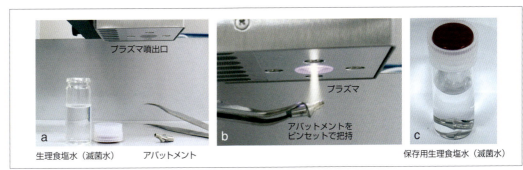

図 56-2 アバットメントに対する大気圧プラズマ処理工程（協和デンタルラボラトリーのご厚意による）
a：処理前の準備．b：大気圧プラズマ処理（一方向 5 秒程度）．c：生理食塩水（滅菌水）に保存して納入

Chapter 8 力の関与

Q57 インプラント周囲骨の吸収にオーバーロードが関与しますか？

A オーバーロード（過重負荷）により骨吸収が生じ，ポケットが深化して嫌気性の環境となり，そこに増殖した細菌による感染が生じてインプラント周囲骨の吸収（マージナルボーンロス）が増悪するとする報告が多い[1]．このため，インプラント周囲骨の吸収がオーバーロードにより生じたのか，感染により生じたのかを鑑別することは難しいとされる．

サルを用いたオーバーロードに関する *in vivo* 実験によると，プラーク形成を促進するために歯周ポケット内に縫合糸を使用しオーバーロードを与えなかった群はインプラント喪失が認められなかったのに対して，インプラントにオーバーロードを与えた群は8本中5本のインプラントが喪失したとの報告がある[2]．また，サルの下顎骨にインプラントを埋入し，種々の高さの咬合を付与した結果，180μm以上高くした咬合では，顕著な骨吸収が認められたことが報告されている[3]．

以上のように，オーバーロードが骨吸収に与える影響についてはさまざまな報告があるものの，一定の大きさ以上の動的な荷重が周囲骨の吸収に関わっている可能性を否定できないことから，臨床においてもできるだけ周囲骨に過大な力が生じないよう工夫する必要がある[4]．

また，オーバーロードによるインプラントの失敗は臨床医の臨床実感として指摘されているのは事実であり，即時荷重・早期荷重のプロトコルの普及とともに，オーバーロードは危険因子となり得るため，咬合の診断と臨床判断はきわめて重要な問題と考えられる[5]．

初期固定後に起こる辺縁骨吸収は看過できない問題である．骨吸収が進むにつれて，特に水平荷重下では周囲骨にかかる応力が増大し，骨吸収の進行を増幅させる．

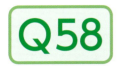 **オーバーロードにより骨吸収を起こす機序として，どのようなことが考えられますか？**

 オーバーロードによりインプラント周囲骨が一定以上の「ひずみ」が生じることによって起こる骨吸収（メカノスタット理論）と，インプラントと骨の弾性係数（ヤング率）の差によって界面に生ずる過大な応力（弾性係数の差が大きいほど応力は大きい）による骨吸収が考えられる．

　弾性係数の差はまた「ストレスシールディング」の問題を引き起こす可能性がある．すなわち，生体骨よりも弾性係数（剛性）の大きいインプラントを使用することによって，生体に必要な負荷をインプラントが負担するようになり，骨組織にメカニカルストレスがかからなくなると，骨吸収が生じてしまう問題点が考えられる．

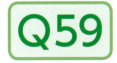 **メカノスタット理論によって，インプラント周囲骨の吸収が説明できますか？**

 メカノスタット理論からみた「ひずみの大きさと骨の応答」から，ある程度の判断ができる（図 59-1）．

　Frostはメカノスタット理論のなかで，ひずみの大きさを骨の応答によって4つに分類し，骨の微小破壊（骨吸収）が起こり始めるfatigue failure windowのひずみは3,000 $\mu\varepsilon$ 以上としている[1]．このひずみから，皮質骨の弾性係数（ヤング率）を15GPaとして皮質骨にかかる応力を求めると45MPaになる（マテリアル編13〜15ページ）．

　例1として，直径4mmのインプラントが下顎皮質骨（幅2mm）と接着し，垂直方向の咬合により45MPaの剪断応力が加わったときの力（N）を求めると1,130N（113kgf）となり，これ以上の力が加わると骨吸収が起こることになる．成人男性の臼歯部における通常の咬合状態での咬合力（400〜900N）では，骨吸収が起こらないと推察される．

　また例2として，インプラントを細くして直径3mmのインプラントが同様に幅2mmの下顎皮質骨に咬合により剪断応力が加わったときの力は848N（85kgf）となり，細いインプラントでは弱い力で骨吸収が起こることが予想される（ただし，実際のインプラント体はネジ山をもっているので，上記の値は異なってくる）．

　しかし，オーバーロードに関するレビューでは，Frostのfatigue failure windowに相当するものが必ずしもオーバーロードを意味するわけではないことも示唆されている[2]．

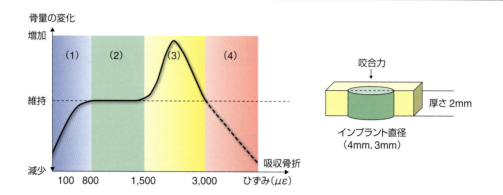

図 59-1 ひずみの大きさと骨の応答（メカノスタット理論，Frost，2004[1]）をもとに作成）
(1) 骨吸収（50～100με）
　ひずみなし→体液移動による骨細胞への栄養供給不足→骨細胞のアポトーシス
(2) 骨が安定（800～1500με）
　僅かなひずみ→体液移動による骨細胞への栄養供給→骨細胞の正常機能維持
(3) 骨量増大（1500～3000με）
　ひずみ大→ミクロン単位での骨破壊→骨細胞のアポトーシス（限られた場所）→リモデリング（骨吸収・添加）の誘発→骨形成
(4) 骨破壊（骨吸収）（＞3000με）
　ひずみ過大→骨細胞のアポトーシス（全部位）→骨吸収（骨破壊）

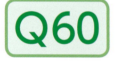 **インプラントと骨の弾性係数の差から，インプラント周囲骨の吸収が説明できますか？**

  インプラントの弾性係数が骨より大きいことから骨に引張り応力が生じ，生じた残留応力が大きい場合は，骨吸収を惹起することが考えられる．

　図 60-1 は，弾性係数（ヤング率）の違いによりインプラント／骨界面に発生する残留応力を示している．垂直荷重 P が加わったとき，両者が結合していない状態（図 60-1b）では，ヤング率が大きいインプラントは皮質骨よりひずみが小さい．
　一方，両者が結合した状態（図 60-1c）では，ひずみは両者の中間となり，インプラントは長さ A のぶんが圧縮され圧縮応力が残留し，皮質骨は長さ B のぶんが引張られ，引張応力が残留することになる．インプラント／骨界面に発生する残留応力は，使用する

インプラントの弾性係数が大きいほど（ジルコニア＞チタン）大きくなる．この残留した応力が限界値を超えると，骨とインプラントの剥離や骨吸収が起こると考えられる．

骨は圧縮（compression）に対しては強いが，曲げ（bending）や引張り（tension）に対しては圧縮に対してより弱い．また，剪断（shear）に対しては圧縮強さの15〜30％にすぎないとされており，捻り（torsion）に対してはさらに弱い．

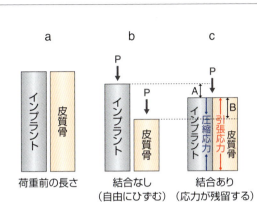

図60-1 弾性係数（ヤング率）の違いによりインプラント／骨界面に発生する残留応力
　弾性係数：インプラント（Ti 100GPa，ジルコニア 210GPa）＞皮質骨（15GPa）
　a：荷重前の長さ，b：結合していない状態（単独）で荷重Pが加わったときのひずみ（長さの変化）．弾性係数が大きいインプラントのほうがひずみ量は小さい．c：結合している状態で荷重Pが加わったときのひずみ（長さの変化）
・ひずみは両者の中間
・インプラントは長さAのぶんが圧縮され，圧縮応力が残留する
・皮質骨は長さBのぶんが引張られ，引張応力が残留する
・使用するインプラントの弾性係数が大きいほど，界面に発生する残留応力は大きくなる

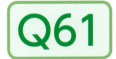 **弾性係数の違いが皮質骨に応力集中を起こさせますか？**

 インプラント治療において，インプラントと支持骨の弾性係数の違いが皮質骨に応力を集中させ，これに起因する骨吸収の問題が指摘されている．

　顎骨へ埋入したインプラントに垂直荷重をかけたときの応力分布（三次元有限要素解析）では，骨とインプラントの弾性係数（ヤング率）の違いにより，インプラントネック部皮質骨に大きな応力が集中していることがわかった．

　このような応力集中は，荷重方向によってその方向と大きさが異なってくる．垂直荷重（90°）と水平荷重（135°）時の応力集中と応力伝達経路の違いを三次元有限要素法で解析した結果を**図61-1**に示す．垂直荷重では，インプラント周囲の皮質骨および海綿骨の双方に応力が集中しており，海綿骨の骨梁方向によって異なった方向の応力がみられる．一方，水平荷重では皮質骨にのみ応力が集中し，海綿骨には目立った応力集中がみられない．

また，水平荷重では垂直荷重と比較し，圧縮側（荷重と方向の反対側，矢印）のインプラント近接部の皮質骨に圧縮応力の増加が認められる．この応力は，弾性係数の大きなインプラントにおいてさらに大きくなると考えられる．以上より，水平荷重は応力の分散を妨げ，圧縮側に大きな応力集中をもたらすものと考えられる．

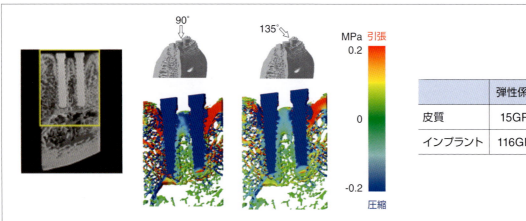

	弾性係数	ポアソン比
皮質	15GPa	0.3
インプラント	116GPa	0.3

図 61-1 荷重方向の違いによる応力集中と応力伝達経路の違い（三次元有限要素解析）（松永 智先生のご厚意による）

COLUMN 16

メカニカルストレスと骨細胞

骨組織を構成する細胞のなかで，骨細胞は 90% 以上占め，骨芽細胞 5%，破骨細胞 1% 弱に対して骨細胞が最も多い．

骨細胞は，細胞突起をのばして互いにギャップ結合を形成して連絡を取りあっていることから，骨組織に対する力学的負荷を感知し，骨組織の形態や骨量の増減を規定しているメカノセンサーとして働いているといわれている．

骨細胞はメカニカルストレスに呼応して骨細胞のさまざまな遺伝子発現が変化していることが明らかにされている（**16-1**）[1〜5]．スクレロスチン（Sclerostin），DMP-1（dentin matrix protein-1），FGF-23（fibroblast growth factor-23），PHEX（phosphate regulating gene with homologies to endopeptidases on the X chromosome）などが骨細胞の機能を説明するうえで重要であり，DMP-1 と PHEX は FGF-23 の作用を抑制する因子である．

骨細胞に適度なメカニカルストレスが作用すると，スクレロスチンの産生が抑制され骨形成を促進する．DMP-1 は，骨細胞においてメカニカルストレスに応じて発現の上昇が認められ，また，骨細胞における FGF-23 の発現制御に関与しており，リン代謝を調節しているとされている．さらに，DMP-1 はコラーゲンと結合し，ハイドロキシアパタイトの核として機能するとの報告がある．

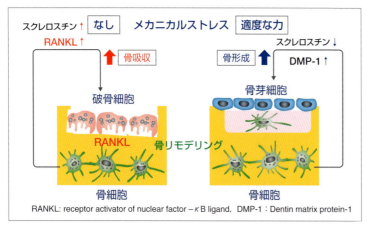

16-1 メカニカルストレスを感受し骨代謝を制御している骨細胞（中島ほか，2012[3]）をもとに作成）

COLUMN 17

骨細胞と骨リモデリング

　骨細胞の樹状突起は骨細管（canaliculae）と呼ばれるトンネル様構造に存在し，骨細管は液体成分と骨細胞の突起で満たされている．そして，骨細管内の液流によって，栄養分と老廃物が交換されると考えられている．

　骨細胞が存在する場所は骨小腔（lacuna）と呼ばれ，また骨細胞死によって骨小腔の空胞化（empty lacuna）が起こる．骨細胞は無数の lacuna と canaliculae のつながりによって，骨内に lacuno-canalicular network（骨小腔 - 骨細管ネットワーク）を形成しており，さまざまな物質の輸送を行うだけではなく，骨表面の骨芽細胞や破骨細胞とも細胞間コミュニケーションを行っていると考えられている[1,2]．

　さらに，骨組織におけるマイクロダメージ（マイクロクラック，微小欠陥）が骨リモデリングの起点となることが明らかとなっている（**17-1**）[3]．

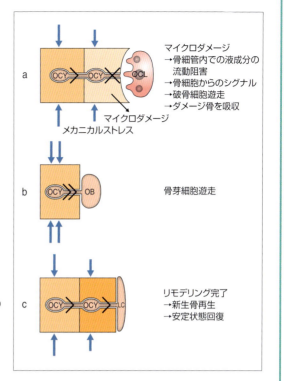

17-1 マイクロダメージ（マイクロクラック）の骨リモデリングに果たす役割（Burger ほか，1999[3] をもとに作成）
OCY：骨細胞，OCL：破骨細胞，OB：骨芽細胞，LC：ライニング細胞

COLUMN 18

メカニカルストレスに対する骨膜と歯根膜の役割

　歯と骨には，骨膜と歯根膜という共通性の高い組織が存在し，強靭なコラーゲン線維を備え，物理的な力（メカニカルストレス）を受け止めている．さらに，骨膜や歯根膜はメカニカルストレスを感受する機構を有し，骨代謝を制御している．

　ウサギ脛骨に直径 1.8mm，長さ 10.5mm のチタン合金インプラントを埋入し，埋入 1 日後，2.2N，3Hz で 1,800 回の繰り返しのメカニカルストレスを付与した．その結果，骨膜反応，骨内膜反応ともメカニカルストレス群で有意に増加し，インプラント周囲の骨形成が促進した（**18-1**）[1]．このように，骨膜反応，骨内膜はメカニカルストレスを感受し，皮質骨の外部と内部の骨形成に寄与しているものと考えられる．

　また，骨膜由来細胞は力学的伸展に応答し Wnt と BMP のシグナル経路を活性化する[2]，骨膜や歯根膜のメカニカルストレスに対する感受性にはペリオスチンが関与している[3]，など報告がある．

　このように，骨膜と歯根膜は，メカニカルストレスを感知して自らの組織改変を誘導するといった高いメカニカルストレス応答性を備えていると考えられる．

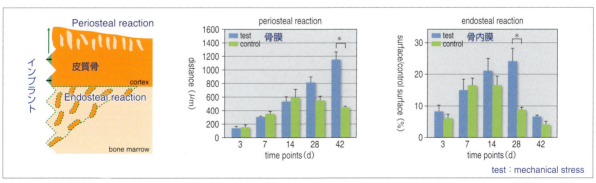

18-1 メカニカルストレスによる骨膜と骨内膜の反応（Slaets ほか，2009[1] をもとに作成）
骨膜反応は骨膜上の新生皮質骨の厚さで，骨内膜反応は骨髄中の関心領域（左図の緑破線内）に形成された新生骨の割合で表した

COLUMN 19

矯正力による歯の移動のメカニズム（骨細胞の役割）

　矯正力による骨の吸収，添加には歯根膜の重要性が認識され，歯根膜細胞のRANKL/OPG発現が骨の吸収，添加に関わっているとされている．圧縮側では，圧縮力により歯根膜線維芽細胞はプロスタグランジン（PG）合成酵素発現を上昇させ，破骨細胞形成因子RANKLの発現が亢進することにより破骨細胞の分化・形成を促し，結果的に骨吸収が生じる．一方，引張側（牽引側）では歯根膜線維芽細胞中の破骨細胞阻害因子OPGの発現が上昇して，骨添加を促すとされている．

　最近になって，矯正による歯の移動のメカニズムに対する骨細胞の役割が注目されている．**19-1a**は，矯正力を負荷しない群（Control）と矯正力を負荷した群（Orthodontic）の歯槽骨における圧縮側（Compression site）と引張側（Tensile site）のスクレロスチン（緑色）の発現分布を示している[1]．Tensile siteに着目すると，Controlではスクレロスチンの発現が亢進しているのに対し，矯正群ではとスクレロスチンの発現が抑制されている．このように，圧縮側では，張力が働いていた歯根膜のコラーゲン線維束が弛緩し，歯槽骨内の骨細胞へのメカニカルストレスが減少するとスクレロスチン発現が上昇して骨吸収の方向に傾くと考えられる．一方，引張側（牽引側）では，歯根膜のコラーゲン線維束に引張応力が発生し，歯槽骨内の骨細胞へのメカニカルストレスが上昇することにより，とスクレロスチン産生が抑制され，骨添加を亢進すると解釈される．

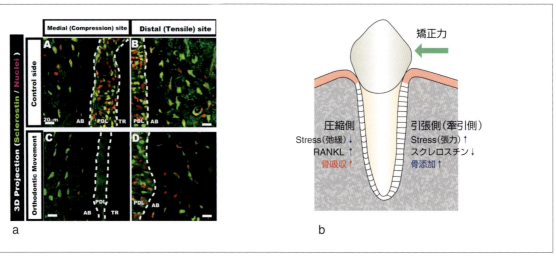

19-1　矯正力による歯の移動のメカニズム．圧縮側：吸収，引張側（牽引側）：添加
　a：歯槽骨（AB）におけるスクレロスチン（緑色）の発現分布．矯正力を負荷しない群：Control，矯正力を負荷した群：Orthodontic，圧縮側：Compression site，引張側：Tensile site（Nishiyamaほか，2015[1]，愛媛大学飯村忠浩教授のご厚意による）
　b：歯の移動のメカニズム

歯根膜の役割
　圧縮側：圧迫力により歯根膜線維芽細胞はPG合成酵素発現を上昇させRANKLが発現→破骨細胞の分化・形成が促進→骨吸収
　引張側：破骨細胞は認められず培養歯根膜線維芽細胞中にOPGの発現上昇→骨添加

骨細胞の役割
　圧縮側：歯根膜のコラーゲン線維束が弛緩し，歯槽骨内の骨細胞へのメカニカルストレスが減少→スクレロスチン産生上昇→骨吸収
　引張側：歯根膜のコラーゲン線維束に引張応力が発生し，歯槽骨内の骨細胞へのメカニカルストレスが上昇→スクレロスチン産生抑制→骨添加

Q62 オーバーロードにより発症する インプラント周囲骨の吸収には，どのような因子が関与しますか？

A オーバーロードによる骨吸収を発症する因子として，以下が挙げられる．

1）骨質

骨質の分類として，手術を行った口腔外科医の手の感覚で4段階に評価したLekholmとZarbの分類と，CT値を用いたMischの分類がある（図62-1）．

LekholmとZarbは，皮質骨と海綿骨の割合に基づいて骨密度を4つに分類した．タイプⅠの硬い骨質では，ドリリング時の発熱による火傷を起こしやすく，十分な注水（生理食塩液）による冷却が必要である．また，圧迫壊死による骨吸収を起こしやすい．一方，タイプⅣの軟らかい骨質では初期固定が困難となり，オッセオインテグレーションの獲得が難しい．タイプⅡおよびタイプⅢが理想的な骨質といわれているが，CT画像診断法を用いて骨密度を分析しても，中間の2グレードを判別することは困難であるとの報告がある．

以上の骨質は感覚での分類であり，インプラント埋入時に周囲骨が十分な強度を有しているかの判断が困難であり，骨質の正しい理解が求められる（110～111ページ，COLUMN 22）．

2）ブラキシズム

ブラキシズムはインプラント体に過度な力を加えることになるため，周囲骨の吸収を惹起する可能性が大きい．異常咬合習癖があり，咬合力の強い患者に対しては，オクルーザ

Lekholm & Zarb の骨質の分類

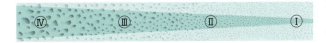

タイプⅠ：高密度で均質であるが血管分布の低い緻密骨
タイプⅡ，タイプⅢ：密な皮質骨と良好な血管分布をもつ海綿骨
タイプⅣ：すう疎な皮質骨と海綿骨を有する骨質

Misch の骨密度の分類

密度（Density）	Hounsfield 単位
D1	＞1,250
D2	850～1,250
D3	350～850
D4	150～350
D5	＜150

骨のミネラル値がCT値（Hounsfield単位）から骨密度を5段階に分類
800HU以上：埋入窩形成時に摩擦熱による火傷を生じやすい．
400HU以下：軟らかい骨質のため一次固定が得られにくい．

CT値（単位：Hounsfield Unit, HU）：
各種生体組織のX線吸収係数の値を水0・空気-1,000とした相対値で表したもの
・水のCT値：0・空気のCT値：-1,000
・人体の構成組織のCT値：脂肪-100，軟部組織30～60，凝固血液60～80，石灰化あるいは骨80～1,000（造影した血管内は200～300）
CT値 = $(\mu t - \mu w) / \mu w \times 1,000$
但し，μt：組織のX線吸収係数，μw：水のX線吸収係数

図62-1 骨質の分類（口腔インプラント治療指針2012[1]）

ルスプリント（ナイトガード）を装着する，小径インプラントを使用しない，上部構造を連結するなどの対応策を考慮する．

3）長さと太さ

長さより太さが重要である．太いほど周囲骨との接触面積が大きくなり，骨吸収を引き起こす力が軽減する（直径4mmのインプラントは3mmのインプラントより骨吸収に要する力が1.33倍になる）．長さに関しては，接触している皮質骨の幅が問題となる．

4）埋入本数，位置と方向

インプラントへの荷重をインプラント表面に理想的に伝達するように埋入することが肝要である．埋入位置については，歯軸方向に咬合力が伝達されるようインプラント体を埋入する．また，埋入方向に関しては，インプラント体を傾斜埋入すると曲げモーメントが大きくなり，過度の応力が周囲骨にかかることに留意する．皮質骨に加わる応力は，15°の角度がつくと垂直方向より2.5倍大きくなるといわれている．

5）カンチレバー

インプラントの長軸方向から離れたところに働く咬合力は，軸方向であってもインプラントに曲げモーメントが働き，アバットメントスクリューの緩みや破折，インプラント体の破折のみならず，骨吸収に重大な影響を与える．カンチレバーの延長部分に最も近いインプラント体で，特に歯軸方向の荷重が付与されることでオーバーロードのリスクが高くなる（図62-2）．また，咬合接触点が軸の中心から遠ざかるほど，曲げモーメントは大きくなる．さらに，インプラントの直径は天然歯の咬合面に比べてはるかに小さいため，咬合面のうちインプラントの直径からはみ出した部分は，カンチレバーとなりやすい．

Wistar ratsを使用し，カンチレバーアバットメント（長さ7mm）を装着してオーバーロードを負荷した即時荷重インプラントの組織学的観察を行った結果，オーバーロード群では顕著な骨吸収を認めたと報告されている[2]．

> **カンチレバー（cantilever）**
> 梁（はり）の一端が固定され，他端は動くことができる構造体．固定部位は回転モーメントにより大きな力を生ずる．

> **回転モーメント**
> 力のモーメント（物体に回転を生じさせるような力の性質）の一種．固定された回転軸をもつ場合，その回転軸のまわりの力のモーメントをトルク（torque）と呼ぶ．適当な点Pのまわりの力のトルクは，力をF，力の作用点の点Pからの位置をrとすれば，Torque = r×F．単位は"Nm"．

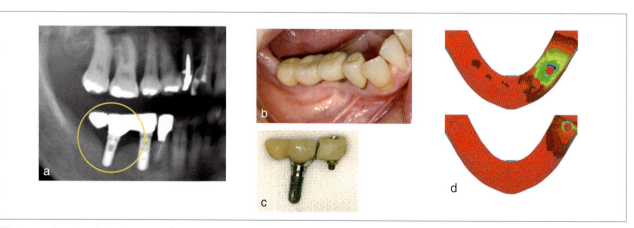

図62-2 カンチレバーによるインプラント周囲骨の吸収（吉野 晃先生のご厚意による）
a：X線像，b：遠心カンチレバーのインプラント．周囲の骨吸収は，長期にわたり過度なメカニカルストレスを受けていた証である．c：上皮化が顕著であることが特徴で，無麻酔下でも容易に撤去できた．d：有限要素法解析．上：カンチレバーによりインプラント体に集中する応力．下：最遠心にインプラント体を追加埋入するだけで応力集中が回避できる

また，Duyckらは，ウサギの脛骨にインプラントを埋入した後，インプラント直上から50mm離れた位置に垂直荷重14.7N（曲げモーメント73.5Ncm）を負荷し，周波数1Hzで2,520回の繰り返し荷重試験を行った（図62-3）[3]．その結果，圧縮方向で皮質骨に大きなひずみが生じたときは皮質骨の吸収が，引張方向ではインプラントの皮質骨からの剝離が認められた．

6）歯冠／インプラント比

歯冠／インプラント比（CIレシオ）が大きくなると，歯冠部への咬合力により曲げモーメントが生じてインプラントコンポーネントや周囲骨へ応力が生じ，機械的偶発症や骨吸収が起こることが示唆されている．固定性の補綴装置を支台とするための最も理想的な歯冠／インプラント比は1：2から1：1.5である．一方，インプラント補綴装置の支台として利用する場合には，CIレシオ1：1が必要最小限の値となる．

臼歯部骨高径の不足によるCIレシオの悪化は，長すぎる歯冠長の直接的原因となり，咬合力によるインプラントへの側方力を増幅させる．またCIレシオの悪化による長い歯冠部は，インプラント上部構造の周囲や隣接部の清掃性をより困難なものとする[4]．

7）その他

インプラント周囲骨吸収を起こすその他の要因として，以下が挙げられている．

・上部構造とインプラント体の不適合
・骨量が極めて限られた顎骨への埋入
・歯肉縁下部におけるセメントなどの残留物
・インプラントとアバットメント接合部のマイクロギャップ
・アバットメントの形態，素材
・アバットメントの繰り返し着脱→結合組織の侵害→骨吸収
・インプラント／アバットメント表面の腐食，バイオフィルム形成

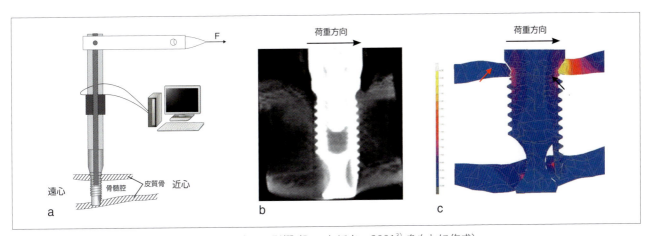

図62-3 カンチレバーがインプラント周囲骨に与える影響（Duyckほか，2001[3]をもとに作成）
　a：カンチレバー実験プロトコール．b：繰り返し負荷後のマイクロCT画像．インプラント周囲皮質骨に吸収，剝離が認められる．c：有限要素法解析（ひずみ分布）．圧縮方向では大きなひずみ（黒矢印）が，引張方向ではインプラントと骨の間に空隙（赤矢印）が認められる

Q63 ブリッジポンティック直下の骨隆起の原因として，何が考えられますか？

A 仮説ではあるが，曲げ応力による分極の発生，骨膜に生ずる引張応力が原因として考えられる．

図63-1にブリッジポンティック直下に骨隆起（骨の膨隆）が認められた症例を，図63-2にインプラントブリッジのポンティック直下の骨増生とそれが原因と思われる歯肉炎の症例を示す．

骨隆起は，病理組織学的には反応性骨増生に分類され，さまざまな原因で発症する（図63-3）．この骨隆起の原因を，「力」の観点から考える．

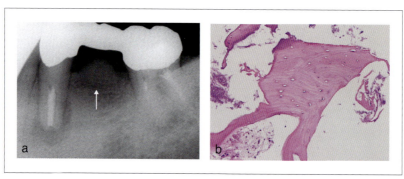

図63-1 ブリッジポンティック直下の骨の膨隆（吉野 晃先生のご厚意による）
a：X線写真．b：組織所見．骨小腔の空胞化が目立つ

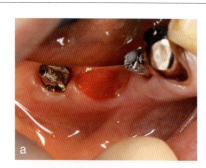
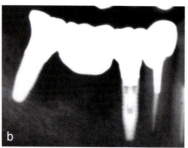
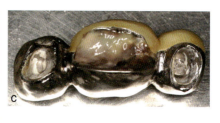
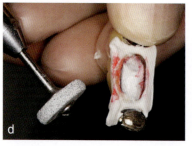
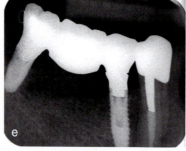

図63-2 荷重による骨増生が原因と思われる歯肉炎（加藤英治先生のご厚意による）
a：ポンティック部の歯肉炎．b：X線写真．c：ポンティック裏側．歯肉との隙間に汚れ．d：ポンティック底部の削去，修正．e：修正後のX線写真
　負荷により骨隆起→ポンティック底部が歯肉を圧迫→歯肉炎：ポンティック底部を削った

1）曲げ応力による分極の発生（図63-4a,b）

Frostは骨に垂直応力と曲げ応力（図63-4a 矢印）が働くと、引張側で破骨細胞が活性化し骨吸収が、圧縮側では骨芽細胞が活性化し、新生骨の形成が行われると報告している[1]。関連して、Bassettらは変形した骨表面には分極が起こり、圧縮側では負（－）に荷電し、この電位の変化は骨関連細胞に影響すると述べている[2]。また、Fujisakiらは、骨椎間において骨が変形した際に、陽（＋）イオンを伴った液流によってstreaming potentialが発生すると述べている[3]。さらに、保田は骨の湾曲に伴って圧迫される凹側に、マイナスの電位が生ずることを発見し、骨の圧電現象（ピエゾ効果）と命名した[4]。

以上を総合して骨増生の機序を考察すると、咬合力が加わると歯槽骨にひずみが生じ、骨の表層側では負（－）の荷電が起こり、表層側骨膜の骨芽細胞を刺激し、骨が添加され骨隆起を形成していくと考えられる（図63-4b）[5]。

なお、図63-1bの組織所見で骨小腔の空胞化が目立つが、これはマイクロダメージによる骨細胞死によるものであり、骨リモデリングの起点であると考えられる。ただし、この点に関してはエビデンスがなく、アーチファクトの可能性もあるので、詳細な検討が必要である。

2）骨膜に生ずる引張応力（図63-4c）

矯正力による歯の移動には骨細胞が関わっているが、同様なメカニズムが骨隆起にも働いていることが考えられる。すなわち、上部構造からインプラント（支台歯）に垂直応力が加わると（緑矢印）、皮質骨のひずみに併せて骨膜に引張応力が発生し、歯槽骨内の骨細胞へのメカニカルストレスが働くことによりスクレロスチン産生が抑制され、骨添加を亢進すると解釈される。

外傷性咬合と咬合性外傷

「外傷性咬合」とは、歯周組織に外傷性変化（咬合性外傷）を起こしやすいような咬合の状態をいう。これは、高すぎる歯科補綴物や充填物などによることが多い。一方、「咬合性外傷」とは、生理範囲を超えた強い咬合力によって、あるいは歯周組織の機能や構造が損なわれた場合には、生理的範囲内の咬合力により、歯周組織、とくに歯根膜や歯槽骨が破壊されることをいう。外傷性咬合は原因であり、咬合性外傷は症状（結果）であるが、両者の使い分けに統一性がないため、混同して用いられることがあるので、注意が必要である（日本歯周病学会 歯周病患者におけるインプラント治療の指針 2008）。
なお、強い力で組織が破壊される一次性咬合性外傷と、弱った組織に通常の力が加わることにより組織破壊を起こす二次性咬合性外傷があるといわれる。

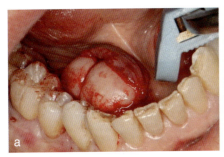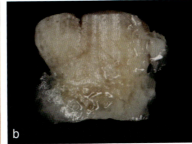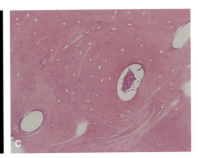

図63-3　下顎舌側から採取した骨隆起（吉野　晃先生のご厚意による）

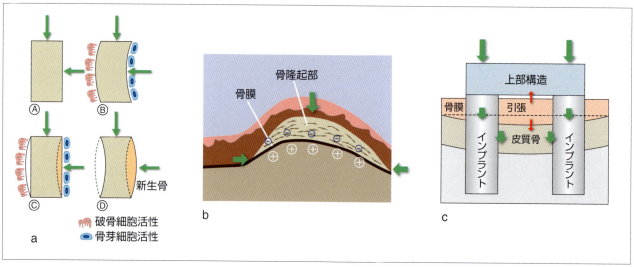

図 **63-4** 骨隆起のメカニズム（仮説）
① 曲げ応力による分極の発生
　a：垂直応力と曲げ応力（矢印）による骨増生（Frost，1964[1]）
　b：緑矢印方向の応力により骨の表層側に－の荷電が起こり，骨増生（吉野　晃先生のご厚意による）
② 骨膜に生ずる引張応力
　c：骨膜に引張応力が働き，骨細胞のスクレロスチン産生が抑制され骨増生

COLUMN 20

無負荷インプラントの周囲骨に吸収が起こらなかった例

　20-1 は上部構造を装着しなかったインプラント（スリーピングインプラント）の周囲骨を観察した例である．上部構造装着直後（**20-1a**）では，すべてのインプラント周囲でも骨吸収は生じていないが（矢印），2 年 3 カ月後（**20-1b**）では，無負荷インプラント周囲骨（実線矢印）より負荷インプラント周囲骨（破線矢印）のほうが，骨吸収が進んでいるように観察される．これは負荷による骨吸収があり得ることを示す例である．ただし，適度なメカニカルストレスのない無負荷の状態が長期間継続すると，骨吸収が進行することも予想される．

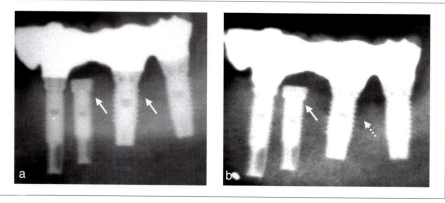

20-1 無負荷インプラントの周囲骨に吸収が起こらなかった例（北沢　伊先生のご厚意による）
　　a：上部構造装着直後，b：2 年 3 カ月後

COLUMN 21

3本連結の中央のインプラント周囲に骨吸収が生じる

21-1 に3本連結の中央のインプラント周囲に骨吸収が生じた症例と臨床所見を示す．持続的な荷重が中央のインプラントに伝播し，中央インプラントに応力集中が生じ，骨吸収が起こったと考えられる．

・咬合関係

反対側の欠損部にはアタッチメント義歯が装着されているが，インプラント側で咬合することが多く，患側に咬合力が集中している．特に，中央のインプラント体に対する｜6 フルクラウンは，歯肉レベルの低下とくさび状の欠損を認め，強い咬合力が加わっていることが推測される．

・埋入深度

中央のインプラント体が浅く埋入されている．経年的に骨レベルは均一化されるので，いち早く中央のインプラント体にスレッドの露出があったかもしれない．そこに強い力が加わったため，骨吸収が集中して引き起こされた可能性がある．また，外科時の骨幅に差違があった可能性もある．

・最後臼歯の喪失

最大の咬合力負担部が天然歯の｜8 から｜7 に移ったことによって，応力がインプラント部全体に強くかかったと考えられる．

また，過去の応力解析から中央のインプラント体だけに応力が集中することはないが，逆にどこに荷重が加わっても常に応力が発生するのが中央のインプラント体であり，微量でも持続的な荷重が常に中央のインプラントに何らかの形で伝播する可能性がある．

なお，強い力で組織が破壊される一次性咬合性外傷と，弱った組織に通常の力が加わることにより組織破壊を起こす二次性咬合性外傷があるといわれる．

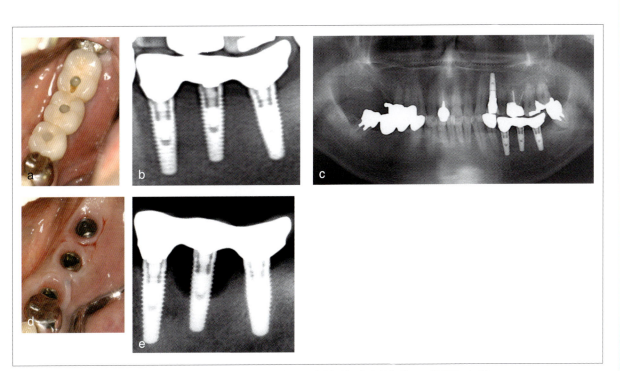

21-1 3本連結の中央のインプラント周囲に骨吸収が生じた症例（加藤大輔先生のご厚意による）
a～c：5～6年は経過良好で異常なし．患者の清掃法は良好．その前に最後臼歯の｜8 を抜歯，｜7 の咬合面にチッピング．ナイトガード装着を拒否され，相当の咬合力の可能性あり
d,e：突然（7カ月後）の骨吸収

COLUMN 22

骨強度（骨密度と骨質）の NIH コンセンサス

　米国国立衛生研究所（NIH）は「骨強度」の予測には従来から用いられている「骨密度」だけでは不十分であり，それ以外の指標としての「骨質」が重要であることを指摘した（**22-1**）[1]．骨質の因子として，骨構造（皮質骨形態と海綿骨微細構造），骨代謝回転，骨石灰化度，骨基質（コラーゲン架橋，生体アパタイト結晶配向性），マイクロダメージなどが挙げられている．

　ヒト下顎骨皮質骨における骨密度（BMD）と生体アパタイト（BAp）の結晶配向性解析を行った結果（**22-2**）[2]，BMD 値は部位に伴う差違は認められなかったが，BAp 結晶配向性は下顎底部では近遠心方向に，歯槽部では咬合方向（咀嚼荷重方向）に強い配向性を示した．この結果から，歯槽骨は特異な 2 重構造を示し，下顎底部は下顎頭を骨頭とする長管骨様の特徴をもち，歯槽部は歯を介して加わるメカニカルストレスによって咬合方向の配向性をもつと考えられる．メカニカルストレスが加わらなくなると歯槽部が失われる．

　ヒト下顎骨臼歯部皮質骨における BAp 配向性と力学的性質（ヤング率，ナノインデンテーション法）の関係を調べた結果（**22-3**）[3,4]，近遠心方向への BAp 配向性とヤング率は歯槽部で低く，下顎底部で高かった（**22-3b**）．また，BAp 配向性とヤング率の間に正の相関が認められた（**22-3c**）．この結果から，BAp 配向性とヤング率とは密接な関連があり，骨強度評価における BAp 配向性測定の重要性が示唆された．疾患骨や GBR などによる再生中の骨は，X 線等で骨密度の回復が認められても，骨強度が不十分であること知られている．BAp 配向性の変化は骨力学機能の回復と密接な相関を示すことが明らかになった現在，BAp 配向性の調査はインプラント埋入に必要な骨強度の術前診断に有効になると考えられる．

　さらに，ヒト無歯下顎骨を，歯槽部が丸く高い形態（皮質骨が非薄な α-type，厚い皮質骨を有する β-type），および歯槽部が低く平坦な形態（γ-type）へ分類し，大臼歯付近の歯槽相当部および下顎底部の BMD および BAp 結晶配向性の評価を行った（**22-4**）[5]．その結果，α-type の歯槽相当部では咬合方向へ配向性を示したが，β-type および γ-type ではこのような傾向がみられなかった．このことより，ヒト無歯下顎骨は歯槽部の吸収とともに長管骨様構造を呈するようになるが，歯槽相当部

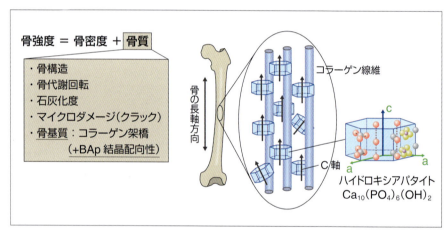

22-1 骨強度の予測としての骨密度と骨質（NIH コンセンサス）
　BAp 結晶配向性．BAp の C 軸はコラーゲン線維に沿って骨の長軸方向に並んでいる（配向している）

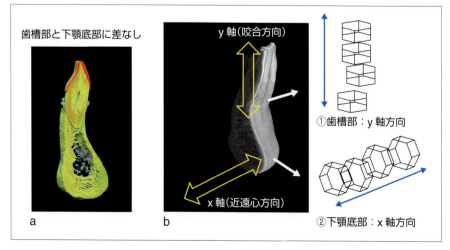

22-2 ヒト下顎骨前歯部皮質骨における歯槽部と下顎底部の差
　a：骨密度（BMD）．b：BAp 配向性

の配向性は歯槽骨の形態変化によって異なることが明らかとなった．この結果は，歯槽部の厚さだけでは歯槽部の強さを判断できないことを示しており，無歯顎患者にインプラントを埋入する場合は注意が必要であることを示している．

また，骨内部には細胞が存在する微小な空間（骨小腔）や血管などが無数にあり，これらは材料力学的に応力・ひずみの集中箇所，疲労亀裂の発生箇所にあたる．疲労骨折の発生には，マイクロダメージの蓄積・拡大が関与している．マイクロダメージは材料強度を低下させる負の現象であるが，生体骨においては，古くて弱くなった組織をすみやかに取り除き，さらに新しい材料で置換するための骨リモデリング開始点として不可欠なものであることが明らかになっている．

このように，小さなマイクロダメージは骨リモデリングの活性化には有用であるが，古いオステオンを貫通した大きなマイクロダメージは損傷されたオステオンが骨強度を低下させ，骨折のリスクを高める．このように，過度の力学的負荷によりマイクロダメージが蓄積・拡大すると骨強度は低下する．さらに繰り返しの力学的負荷が加わって，疲労骨折に至ると考えられる[6]．

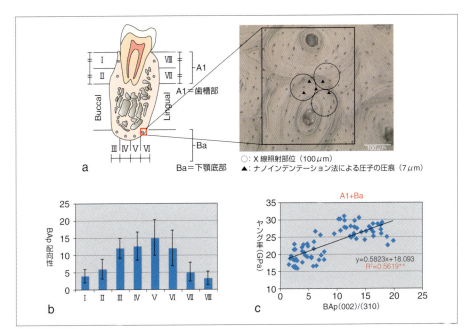

22-3 ヒト下顎骨臼歯部皮質骨におけるBAp配向性とヤング率の測定部位（a），BAp配向性の部位別比較（b），BAp配向性とヤング率の相関（c）

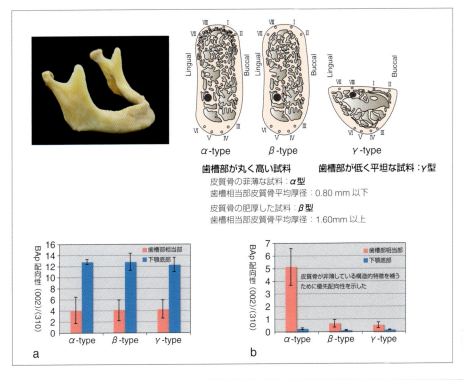

22-4 ヒト下顎骨無歯顎の形態変化によるBAp配向性の変化
　a：近遠心方向，b：咬合方向

Chapter 9 骨補填材（臨床編）

Q64 市販の骨補填材の比較はどうですか？

A 溶解性に加えて多孔体の構造が大きな影響を及ぼし，連通孔がありマクロ気孔とマイクロ気孔が存在している骨補填材は骨形成能に優れる（主な骨補填材の一覧はマテリアル編 125～127 ページ）．

松野らは，市販のハイドロキシアパタイト（HA）骨補填材（ネオボーン，アパセラム -AX，オステオグラフト SD），β-TCP 骨補填材（オスフェリオン，セラソルブ M），および異種骨由来 HA（バイオオス）の諸性質を比較した．その結果，粒径は 1mm 前後が中心で各骨補填材での大きな違いは認められず，圧縮強さ（ブロック体）は 0.1～15MPa とバラツキがあった．インプラント治療で使用する場合は，ほとんどが顆粒タイプであるため，この違いは特に問題にはならないと考えられる．多孔体の構造に関し，多孔性であるほど血液の浸潤が速やかとなり血管新生が促進し，また，骨形成を担う細胞が顆粒深部まで侵入して，増殖・分化への足場になる．なお，細胞が侵入しやすい気孔径は 150～500μm で骨形成に有利に働く．

ネオボーンやアパセラム -AX は細胞が三次元的な連通孔を有する．一方，オステオグラフト SD にはそのような連通孔はない．また，β-TCP のオスフェリオンはマクロ気孔とマイクロ気孔が存在し，その表面は非常に微細な粒子で形成されていた．セラソルブ M もマイクロ気孔が存在した．一方，バイオオスはヒトの海綿骨と近似した構造をもち，マイクロ気孔が存在した．また，脱気した各補填材の吸水試験による浸透性は，セラソルブ M が最も速く，オステオグラフト SD が最も遅かった．このように，骨補填材としては血液などができるだけすみやかに内部に浸透・拡散し，さらにできるだけ多く貯められるような吸水容積が高いものが望ましいとしている[1]．

Yamasaki らは，市販の HA 骨補填材（アパセラム -AX：気孔率 85%　マイクロ気孔あり，ネオボーン：気孔率 75%　マイクロ気孔なし）および β-TCP 骨補填材（オスフェリオン：気孔率 75%　マイクロ気孔あり）の生体内（ウサギ）での吸収性と骨形成能，および強度について調べた（図 64-1）．結果，生体吸収性は β-TCP 骨補填材オスフェリオンが最も大きかったが，アパセラム -AX も徐々に吸収された（図 64-1a）．この結果は破骨細胞の数（図 64-1b）や新生骨形成能（図 64-1c）と関係があり，HA でもマイクロ気孔の存在により破骨細胞を活性化し，補填材の吸収と新生骨の形成が行われることを示している．

骨補填材を含む骨組織の強さ（図 64-1d）はβ-TCP で劣るが HA では大きいことがわかった．また，移植前の乾燥補填材より気孔内に新生骨が形成されると骨の強度は増し，海綿骨の 2～3 倍の強度を保つと言われている．しかし注目すべきは，すべての補填材で術後 1 週間後に極端に強度が低下することであり，この時期の取り扱いは注意が必要であることを指摘している[2]．

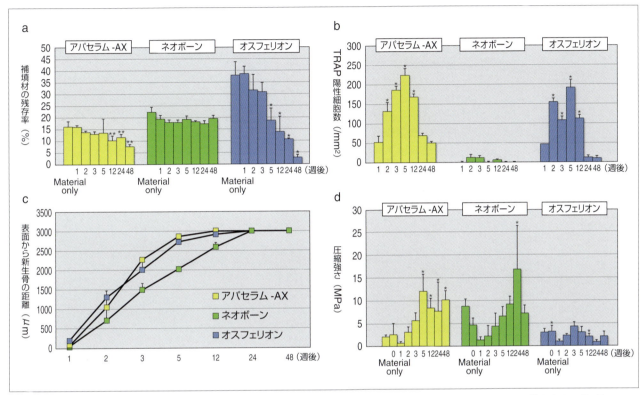

図 64-1　市販骨補填材アパセラム -AX，ネオボーン，オスフェリオンの in vivo 試験（Yamasaki ほか，2009[2]）をもとに作成）
　a：補填材の生体吸収性，b：破骨細胞数，c：新生骨の形成深さ，d：骨補填材を含む骨の強さ（Material only：乾燥補填材）

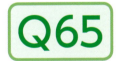 **市販の骨補填材の臨床的な使い分けの注意点は何ですか？**

 吸収性や吸収速度の違い，連通孔やマイクロ気孔の有無，強度などを認識して使い分けることが必要である．

　ハイドロキシアパタイト（HA）骨補填材について，連通孔がほとんどない骨補填材は顆粒内部への血管新生や骨形成を期待することは難しく，填入部位では新生骨よりも HA 顆粒そのものが占める割合が大きくなると考えられる．したがって，インプラント体表面に直接接するような填入は避けるべきと考える．この骨補填材の用途としては，GBR での骨膜下の皮質骨に相当する部位や上顎洞底挙上術で挙上した骨造成部の上層への応用な

異種骨の骨補填材 バイオオス
バイオオス（Bio-Oss）は生体骨の主成分と同じカーボネートアパタイトであることから、破骨細胞によって吸収されやすい吸収性の骨補填材料であると考えられる. バイオオスは，ヒト海綿骨と同様に大孔や微小孔を多数有した多孔質体構造をしている．骨欠損部に充填すると，表面の微小構造が骨芽細胞付着のために適した環境を提供し，多孔性構造が末梢血管の成長や骨堆積のための十分なスペースとなることで骨の再形成が促される，といわれている. バイオオスは生体内非吸収性材料と分類されているが，生体骨の主成分はカーボネートアパタイトであり，炭酸基を含まない合成 HA より溶解性が大きい．したがって，バイオオスは破骨細胞によって吸収され，骨の本来のリモデリングに伴い新生骨に置換していく，吸収性の骨補填材料であると考えられる.

どが考えられる．一方，連通孔とマイクロ気孔をもつ HA 骨補填材は，血液とともに骨形成を担う細胞は顆粒表面から気孔内部に侵入，接着し，顆粒周囲のみならず顆粒深部の気孔にまで新生骨を形成すると考えられる[1]．

一方，β-TCP 骨補填材は生体内で比較的すみやかに吸収され，自家骨に置換していくと考えられる．さらに，マイクロ気孔をもつβ-TCP は骨形成に有利に働くタンパク質の貯蔵庫的役割を果たしている可能性があるとされる[2]．しかし，β-TCP がインプラント埋入に適した組織安定性が得られる期間は，GBR など小規模骨欠損で 4～6 カ月，上顎洞底挙上術では 6～9 カ月の待機期間が必要であると報告されている．このように，β-TCP 骨補填材は，大量に使用すると体内に残存するとの報告があることから，注意が必要である．

異種骨（バイオオス）はカーボネートアパタイトであり溶解性は比較的大きく，破骨細胞によって吸収され新生骨に置換していく材料と考えられ，合成のカーボネートアパタイトも含めて有用であると考えられる．

以上より，吸収性や吸収速度の違い，連通孔やマイクロ気孔の有無，強度などを認識して臨床に用いることが必要である．骨形成能を総合的に考慮すると，生体に為害性を及ぼさないかぎり，必ずしも生体に速やかに吸収されなくても，骨補填材としての役割は果たすものと考えられる．

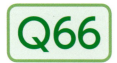

リン酸カルシウム - コラーゲン複合体はどうですか？

ハイドロキシアパタイト（HA）- コラーゲン複合体やβ-TCP- コラーゲン複合体は骨の成分と近く，臨床応用が期待できる．

骨は主としてカーボネートアパタイトを無機成分に，Ⅰ型のコラーゲンを有機成分にもつ典型的なリン酸カルシウム - コラーゲン複合体である．骨親和性に優れる無機物 HA と，細胞接着性・細胞分化を促進する有機物コラーゲンの複合体である市販の HA- コラーゲン複合体は，生体骨に近い有機無機複合生体材料としての性質が期待されている．このような背景から，HA- コラーゲン複合体であるリフィット，ボーンジェクト，Bio-Oss Collagen（未承認）などが市販されている．

1）リフィット

スポンジ状の骨類似 HA- コラーゲンナノ複合体であり，セラミックスの HA やβ-TCP 単体と異なり弾力性をもつため，材料自身が変形し複雑な形状の骨欠損部に対して補填で

きる.さらに,メスなどで簡単に切断・加工できることから,従来製品と比較して手術時の操作性を大幅に向上させることに成功した.また,ヒトの骨ときわめて類似している構造と組成をもつため,最終的には新生骨と置換される.

2）ボーンジェクト

牛骨由来の除タンパク処理が行われたHA（True Bone Ceramic）とアテロコラーゲン溶液を混合（3：2）した複合材であり,辺縁性歯周疾患により生じた骨欠損部,および歯根嚢胞,良性腫瘍摘出腔等の骨欠損部に使用される歯科用骨補填材として骨修復を図る.

上記HA-コラーゲン複合多孔質体に代わって,生体に置換されやすいβ-TCP-コラーゲン複合体（オリンパステルモ）が開発されつつある.ラット頭蓋冠臨界サイズ骨欠損モデルを用いて,このβ-TCP-コラーゲン複合体の骨伝導および生体内吸収性を,市販の動物由来HA-コラーゲン複合体であるBio-Oss Collagenと比較した結果,β-TCP-コラーゲン複合体は,Bio-Oss Collagenやβ-TCP単独より柔軟で操作性に優れ,材料の生体内吸収を伴って骨組織増生を引き起こし,優れた骨伝導能と生体内吸収性を示すことが示されている[1,2]（図66-1）.

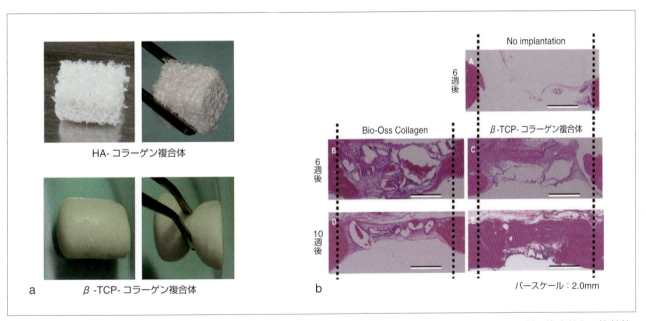

図66-1 ラット頭蓋冠骨欠損モデルを用いたHA-コラーゲン複合体(Bio-Oss Collagen)とβ-TCP-コラーゲン複合体との比較（加藤英治先生のご厚意による）
　a：埋植前の複合体実物,b：組織像（HE染色）

Q67 リン酸カルシウム骨ペーストは，インプラントへの応用の可能性がありますか？

A ペースト状でシリンジから注入充填が可能であり，インプラント周囲へ応用することにより骨形成が期待できる．

　リン酸カルシウム骨ペーストはリン酸カルシウムセメント（calcium phosphate cement, CPC），自己硬化型リン酸カルシウム（self-hardening calcium phosphate, SHCP）とも呼ばれている．これらのリン酸カルシウム骨ペーストは，整形外科領域で人工関節と骨母床間を固定するために使用されているが，インプラント周囲に充填すれば即時埋入インプラントの免荷期間が数週間に短縮できるものと期待されている．

　CPC は，使用時はペースト状でシリンジから注入充填操作が可能である．硬化後は約 80MPa もの高い圧縮強度を発揮するハイドロキシアパタイトとなる．細部充填性に優れ，荷重に耐える強度がある．ペーストが硬化し，最大圧縮強度に到達するまでの時間は，改良により 8 時間にまで短縮し，早期荷重が可能となった．

　α-TCP に TeCP を添加した成分系や，α-TCP に MCPM（リン酸二水素カルシウム一水和物：$Ca(H_2PO_4)_2 \cdot H_2O$）を添加した成分系のほか，1985 年に Brown, Chow らが初めて報告した TeCP/DCPA（リン酸水素カルシウム：$CaHPO_4$）または DCPD（リン酸水素カルシウム二水和物：$CaHPO_4 \cdot 2H_2O$）を主成分とする系などがあり，それらを基に数種類の骨ペーストが製品化され，整形外科，形成外科，脳外科等で臨床応用されている[1,2]．

1）バイオペックス -R

　粉剤と練和液は水和反応し，生成したハイドロキシアパタイトの結晶の絡み合いによって硬化する．本品の 37℃での硬化時間は 7.5±1.5 分であり，圧縮強さは 1 日以内に 40MPa 以上に達する．

2）セラペースト（セラフィット，セラタッチ）

　粉体と硬化液を練和すると，粉体成分が徐々に溶解して水和反応を起こし，ハイドロキシアパタイトの微結晶を析出するとともに硬化する．硬化時間は 5 〜 20 分（37℃×相対湿度 95％以上．ただし使用する環境の温度が低い場合には硬化時間が長くなり，25℃では約 80 分になる）．硬化体圧縮強さは 30MPa 以上（疑似体液中 37℃×24 時間硬化後）．

骨補填材（臨床編） Chapter 9

Q68 天然高分子の性質はどうですか？

A コラーゲンとゼラチンはアミノ酸組成が同じであるが構造が異なり，スキャフォールドとしての性質が異なる（図68-1）．

コラーゲンは三本鎖ヘリックス構造を保持した分子量30万のタンパク質である．コラーゲンはⅠ型，Ⅱ型のようにローマ数字で分類されており，Ⅰ型コラーゲンは骨や真皮などの，Ⅱ型コラーゲンは関節軟骨の，Ⅳ型コラーゲンは基底膜の主成分である．アテロコラーゲンは，コラーゲンの両端にある抗原部位であるテロペプチドを酵素処理で取り外して抗原性を極端に低くしたコラーゲンである．このアテロコラーゲンは組織工学用のスキャフォールドを始め，歯周組織再生用のメンブレン，人工皮膚，吸収性局所止血材，などの多くの用途がある．

ゼラチンはコラーゲンの三本鎖ヘリックス構造が熱などによって構造が壊れランダムコイルとなったタンパク質である．すなわち，ゼラチンとコラーゲンとは，一次構造（アミノ酸組成）は同じで，二次構造が異なるということになる．この違いが，コラーゲンとゼラチンのゲル化条件の違いに反映される．ゼラチンは二次構造が壊れ，親水性アミノ酸が外側に配列するので，水素結合とイオン結合によってゲル化する．温度が高いと水素結合力＋イオン結合力よりもゼラチン主鎖の熱運動が打ち勝ちゲル化しないが，低温になると水素結合力＋イオン結合力＞熱運動力となりゼラチンはゲル化する．

ゼラチンは，化学的な修飾が容易に行え，等電点を利用して生理活性物質や薬剤を担持することができる（マテリアル編118〜119ページ）．ゼラチンをスキャフォールドとして使用する場合，ゼラチンを薬剤や紫外線，加熱により架橋して溶解性を小さくする必要がある．しかし，架橋したゼラチンでも生体内での溶解性が大きく，アテロコラーゲンと併用することが望ましい．

化学合成コラーゲン

従来，コラーゲンといえば動物由来の天然コラーゲンを指していたが，BSE（狂牛病）の原因となる病原体が明らかになり，動物由来のコラーゲンの安全性に疑いが出てきた．

化学合成（人工）コラーゲンは，ゲノム情報を基にコラーゲンの分子レベルの特徴を抽出して設計した，三重らせん構造を形成する化学合成ポリペプチドである．動物由来の原材料を用いていないので，病原体感染の可能性がきわめて少なく，安全性の高い材料である．また，熱安定性に優れている．抗原性がない，品質が安定している，という特徴をもち，単一の性質を活かした利用しかできない天然のコラーゲンと異なり，目的に合致した材料開発が可能となる[1,2]（PHGのホームページ http://www.phg.co.jp/research/collagen.html より）．

現在，富士フイルムより cellnest（セルネスト）というヒトⅠ型コラーゲン様リコンビナントペプチドが研究用に販売されている．

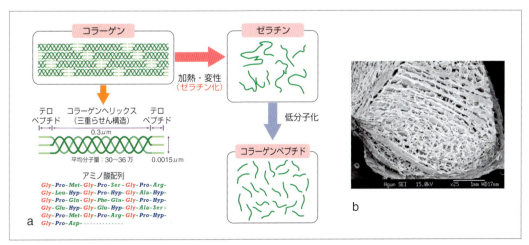

図68-1 天然高分子
　a：コラーゲンとゼラチン（ゼラチン：コラーゲン分子の三重らせん構造が変性），b：コラーゲンスキャフォールド

117

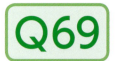

Q69 合成高分子にはどのようなものがあり，どのような特徴がありますか？

生体吸収性材料であるポリ乳酸（PLA），ポリグリコール酸（PGA）とそれらの共重合体（PLGA 共重合体）が主に使用されている（図69-1）．

合成高分子は天然高分子よりも規定された純度と組成をもつことから，機械的特性などを調整するのが容易である．以前は，GTR 法や GBR 法用に非吸収性の延伸加工四フッ化エチレン（expanded PTFE，ePTFE，商品名：ゴアテックス GTR メンブレン）が使用されていたが，現在は発売を終了している．

生体吸収性高分子は，生体分解速度と機械的特性が調整されたいくつかの種類がある．PLA，PGA およびそれらの共重合体（PLA/PGA）は，体内でエステル主鎖の単純な加水分解によって無害で非毒性の化合物に分解される．これら高分子は現在，歯周組織再生，外科縫合，吸収性インプラントとして利用されているが，さらに薬品のカプセル化や DDS（薬物送達システム）への利用にも大きな関心がもたれている．

1）ポリ乳酸（PLA）

L 体と D 体の 2 つの光学異性体が存在し，高分子の特性，加工性，および生体分解性に大きな影響を与える．ポリ-L-ラクチド（PLLA）が医療用器材に使用されることが多いのは，PLLA が天然に存在する立体異性体の L（+）-乳酸単位に分解するために，最小限の毒性で排泄されるためである．

生体吸収性

生体内に埋植された後に，生体内で酵素的あるいは非酵素的に分解などを起こして低分子化し，生体に吸収・代謝されることをいう（歯科理工学教育用語集，2011）．破骨細胞が関与することを生体吸収性と呼ぶとの意見があるがコンセンサスはない．

ポリ乳酸やポリグリコール酸などの吸収性高分子材料や，リン酸三カルシウムのようなセラミックスが知られている．これらの材料は高度管理医療機器として薬事法に指定されている．

生体分解性

広義には環境中の微生物や酵素などの生体内物質により分解され，分解産物は環境および生体に無害であること，狭義には生体内で酵素などの生体内物質で分解されて生体に吸収されるが，その分解産物は生体に無害であることをいい，非酵素的な分解は含まれない．

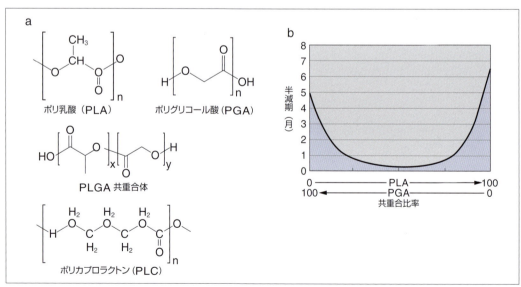

図69-1 合成高分子
a：ポリ乳酸（PLA），ポリグリコール酸（PGA）とそれらの共重合体（PLGA 共重合体），およびポリカプロラクトン（PLC）の構造式．b：PLGA 共重合体の分解特性（半減期，http://www.corefront.com/pdf/lactel2.pdf）

2）ポリグリコール酸（PGA）

高結晶質の物質で，高い融点（225〜230℃）をもち，有機溶媒への溶解度は一般的に低く，分子量に応じてその溶解度が変化する．溶解度が低いにもかかわらず，さまざまな形状や構造のものが製作可能である．PGA繊維は高い強度をもち，とりわけ剛性が高い（弾性率：7GPa）ために，骨固定材へ使用されている．ただし，PGA材料は溶解度が低くもろいため，用途によってはその使用が限られる．

3）PLAとPGAの共重合体（PLGA）

PLGAはエステル結合で結合しており，線状のポリエステル鎖を形成している．PLGA製品は生体分解性と生体適合性を有しており，DDSへの応用のみでなく，多くの治療用品が米国食品医薬品局（FDA）により認可されている．このPLGAの特性は両モノマー単位の比と分子量分布に依存している．PGAをPLAと共重合させると結晶化度が低下し，水和と加水分解の速度が速くなる．共重合比を変えることにより重合体の結晶化度（分解時間）を制御できる．一般に，PGAの含有率が高いほど分解が速くなるが，例外としてPGAとPLAの比率が50：50の場合，分解が最も速くなる．

4）ポリカプロラクトン（PLC）

融解温度は60℃で，かなり低い温度でも軟らかい熱可塑性ポリエステルであり，生体分解性を有する．他のポリマーと混合しやすいため，ポリエステルやポリアミド，ポリウレタンなどとの混合体や，それらのモノマーとの共重合体についても生体分解性をもった新しい材料としての用途が期待されている．白色の不透明重合体で，割れを伴い破壊することはまれである．現在は主にゴミ袋や農業用マルチシートなどフィルムとして利用されることが多いが，再生用材料としての用途も期待されている．

抜歯創用保護材テルプラグ

テルプラグは歯槽骨が露出した抜歯創へ充填することにより，創面保護ならびに肉芽形成を促す抜歯創用保護材である．抜歯等により粘膜（歯肉）が欠損し，抜歯創に充填すると，止血を促すのみならず，肉芽形成を促し，歯肉の陥入防止や歯槽堤の幅や高さの保持などの空間確保や組織再生に役立つ．また，創面保護効果により疼痛を緩和する．

テルダーミスはコラーゲン層とシリコーン膜からなり，口蓋裂形成術創，熱傷，外傷，腫瘍や潰瘍切除後の手術創等の重度の皮膚・粘膜欠損の修復に用いることができる．皮膚・粘膜欠損部に貼付すると，コラーゲン層自体が傷口からの細胞侵入で肉芽様組織を構築する．アテロコラーゲンを線維化させたものは，創収縮を抑制するとともに周囲細胞の足場となり，熱変性させたものはコラーゲン層自体への周囲細胞の侵入を促す働きをもつ[1]．

ペプチドハイドロゲル

ペプチドハイドロゲル(PuraMatrix)はZhangによって発明された自己組織化ペプチドハイドロゲルで，安全性が高く，生体適合性，生体分解性の新素材である．完全人工合成製品であり感染の恐れはない．

組成は0.5〜1.0% w/vの16残基ペプチド（RAD16，分子量1700）である．生理的条件下や血液・体液に接触することで瞬時に7〜10nmのナノファイバーを形成しゲル化する．通常の多孔性スキャフォールドは血管等を侵入しやすくするため，150μm程度の孔を有している．この構造では，細胞が孔空間に増殖することが不可能である．ペプチドハイドロゲルが孔の空間に存在すれば，天然ECM（細胞外マトリックス）と同等の役割を果たし，スキャフォールド内での細胞遊走と細胞増殖を促進する[2,3]．

Q70 GBR法には何が使われ，特徴は何ですか？

A 非吸収性膜と吸収性膜が使われており，以下の特徴をもつ.

骨再生誘導法（GBR法：guided bone regeneration）は，遮断膜を用いて骨欠損部への線維組織の侵入を遮断するとともに骨再生のスペースを確保し，隣接する骨髄腔の細胞を欠損部に侵入分化させ，骨形成が可能な環境を作ることを目的とする．遮断膜には歯周組織再生療法（GTR法）に使われる非吸収性膜や吸収性膜が使用される．GBR法ではより早く骨組織を再生させるため，骨と遮断膜の間にリン酸カルシウムや自家細片骨，生理活性物質を添加する．遮断膜には非吸収性膜（ePTFE膜，チタンメッシュ）や吸収性膜（コラーゲン膜，PLGA膜）などが使われている．非吸収性膜は除去する必要はあるが，遮蔽効果が永続する[1)]（マテリアル編119ページ）.

ePTFE（延伸加工四フッ化エチレン）は，ゴアテックスGTRメンブレンと，任意の形態にするためにゴアテックスの内部にチタンフレームを内装したゴアテックスTRメンブレンがある．非吸収性メンブレンを使用したスペースメーキングのみによる骨増生の症例を**図70-1**に示す.

チタンメッシュは，生体親和性に優れるばかりか，強度が大きくて骨形成に必要なスペースを長期間保つことができる，賦形性に優れ加工が容易である，などの特徴をもつ[2)].

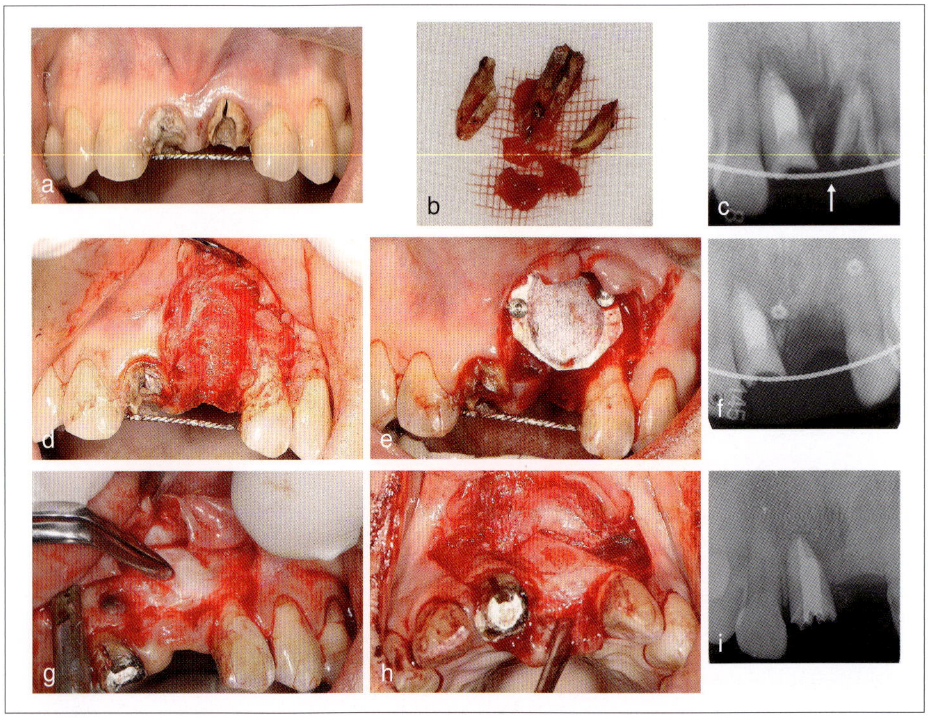

図70-1 非吸収性メンブレンを使用したスペースメーキングのみによる骨増生（竹澤保政先生のご厚意による）

a～c：|1 外傷．歯根まで破折

d：抜歯，デブライドメント後の抜歯窩．縦13mm，横9mmの頬側の骨欠損が認められる

e：メンブレン（ePTFE非吸収性メンブレン，ゴアテックス）装着

f：装着時のX線像

g，i：術後3年，メンブレン除去時．メンブレン周囲にまで骨増生が見られる

h：フラップを開けた咬合面観よりの写真．頬側の骨増生が認められる

現在，1|の根尖病巣は完全になくなり，かつ周囲には新たな骨が添加している

PLGA膜は，吸収性膜のジーシーメンブレンが吸収性歯周組織再生用材料として使用されている．歯周疾患に罹患した歯周組織の治癒過程において，増殖速度の早い歯肉上皮，歯肉結合組織の歯根面への接触をメンブレンにより遮断し，歯根膜由来組織を組織欠損部へ誘導する．組成はPLGA（PLA：PGA＝75：25mol％）であり，生体埋入後は加水分解され，最終分解産物である水と二酸化炭素になって体外へ排出される．術後8週まではバリヤーとして機能を維持し，完全吸収までに16週を要する．術者，患者双方の負担となっていたメンブレン摘出の二次手術の必要がないため，未成熟な付着組織を損傷する心配もない，とされる[3]．

Q71 チタンメッシュプレートやチタンスキャフォールドは，どのようなときに使用されますか？

A チタンは強度が大きく，咬合力が直接負荷されるような部位に応用される．

チタンメッシュは，強度が大きい，賦形性に優れるなどの特徴をもち，GBR法の遮蔽膜として使用されている（図71-1）．

一方，チタンスキャフォールドは強固であることから，従来の高分子やセラミックスではなしえなかった初期段階からの咬合力を負荷する顎骨の再生などに有効であると考えられる．特に，細いチタン繊維（径20μmと50μm）の不織布からなるチタンスキャフォールド（商品名：ツェレッツ zellez，気孔径200〜300μm，気孔率87％）に関しては多くの報告があり，有効性が確認されている[1〜3]（図71-2）．

本スキャフォールドの骨形成能を促進するために，カーボネートアパタイト薄膜コーティングや増殖因子の添加などが検討されている．

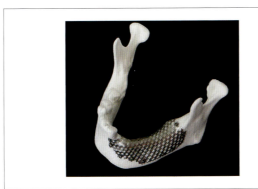
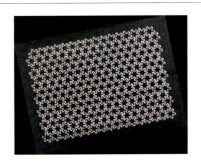

図71-1 チタンメッシュ
ウルトラフレックスメッシュプレート（京セラ，http://kyocera-md.jp/m_professional/yes/dental/pdf/ufmeshplate.pdf）

このように，チタンスキャフォールドは顎骨のように強度を要求される部位で機能は発揮しつづけると考えられ，これらの非吸収性材料は生体に為害性を及ぼさないかぎり，臨床応用での選択肢は十分にあると判断される．

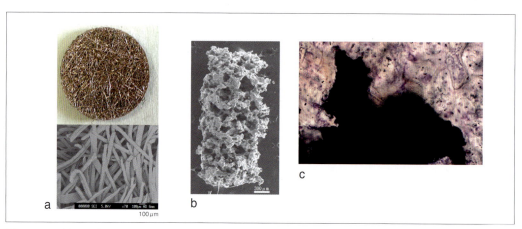

図 71-2　チタンスキャフォールド
　a：チタンファイバースキャフォールド（ツェレッツ，zellez）．b：チタンフォームスキャフォールド．c：チタンスキャフォールド内部に形成された骨組織

Chapter 10 展望

Q72 医療系ファブラボとは何ですか？

A ファブラボ（FabLab）は，Fabrication（ものづくり）Laboratory（工房）の略で，アナログからデジタルまでのさまざまな機材，特に3Dプリンタなどの先端工作機械を備えた，誰でも利用できる工房のことである．医療現場においては，患者のデジタル情報を処理した3Dデータをアウトプットし，患者一人ひとりに最適な医療を提供する医療系ファブラボが登場している．

医療系ファブラボでは，患者のテーラーメイド医療のために三次元的病態解析・診断・治療効果の予測を行うことが可能である．このような医療系ファブラボを発展させたデンタルファブラボでは，顎骨再建／歯科インプラント治療の3Dシミュレーションなどさまざまな診療系への応用が考えられている（図72-1）．デンタルファブラボによるテーラーメイド・義歯（http://dentca.com/），テーラーメイド・矯正（http://www.invisalign.co.jp/）がすでに臨床応用されている．

口腔外科・インプラント系への応用例として，頭蓋骨の3Dモデルの製作行程を示す（図72-2）．副鼻腔（前頭洞，篩骨洞，上顎洞，蝶形骨洞）が白いレジンで製作され，容易に区別できる．また，図72-3にエナメル上皮腫の3Dモデルを用いた術前模擬手術ケースを示す．骨プレートの術前ベンディングも可能であり，手術時間の短縮，手術精度の向上，手術アクシデントの軽減が図られる．

テーラーメイド医療（tailor-made medicine）

これまで医療が「平均的大多数」を対象とした平均的医療・医薬であったのに対し，主に個人の遺伝子情報を調べ，その個人の体質や病気の状態を把握したうえで，その個人に確実に効果のある投薬や治療を行うことをいう．具体的には，ある治療薬がその患者に有効であるかどうか，あるいは投薬量や副作用について見積もることで，どの治療薬を用いるのが正しいか，どの程度の投与を行うかといったことがわかるようになると期待されている．オーダーメイド医療（order-made medicine または made-to-order medicine，和製英語），カスタムメイド医療（custom-made medicine），個別化医療（personalized medicine）ともよばれる．

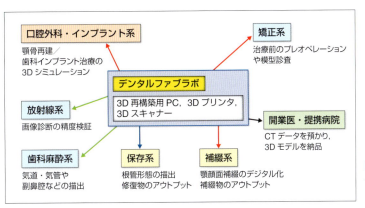

図72-1 医療系ファブラボを発展させたデンタルファブラボによる歯科診療への応用例

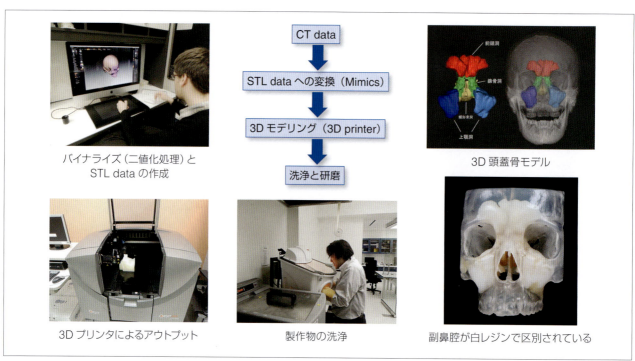

図 72-2 頭蓋骨の 3D モデルの製作工程（松永　智先生のご厚意による）

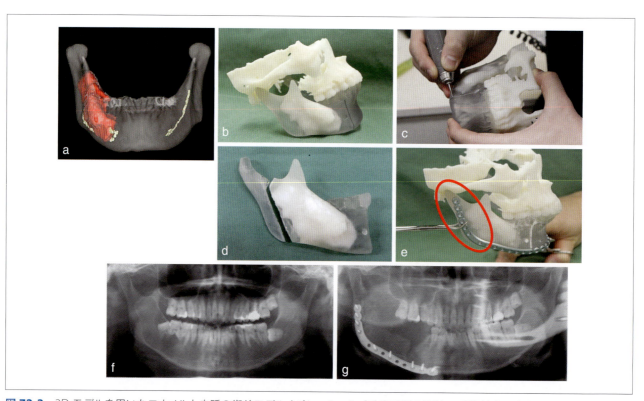

図 72-3 3D モデルを用いたエナメル上皮腫の術前モデルオペレーション（手術時間の短縮，手術精度の向上，手術アクシデントの軽減）（片倉　朗先生，菅原圭亮先生，勝見吉晴先生，松永　智先生のご厚意による）
　a：エナメル上皮腫（赤）が下顎管（黄）を圧迫．b：3D 模型（切除部位の明確化）．c：モデルオペレーション．d：切除部位の確認．e：再建用金属プレートの術前ベンディング．f：術前 X 線写真．g：術後 1 年 X 線写真（下顎骨区域切除術，腸骨ブロック骨および再建用金属プレートによる再建術）

Q73 テーラーメイド・生体多機能化インプラントとは何ですか？

A 患者個人の解剖学構造に適応し，インプラントが接する各組織に適合したインプラントをいう．

「テーラーメイド・インプラント」はファブラボ技術を利用すれば実現が可能になると考えられる．具体的には，抜歯前にCT等により抜歯窩の形状を分析し，湾曲やアンダーカットを取り除いた抜歯窩の形状に適合した複根歯インプラントを3Dプリンタにより製作することにより，抜歯即時埋入が可能になる．このインプラントは，顎骨シミュレータを用いて応力を可視化することにより，過重負担や骨折の危険性を予期するとともに，生体力学的に最適な治療計画を提案することが可能となる[1]．

さらに，現在のインプラントは，骨組織と接触するインプラント体の改良のみではなく，インプラント周囲骨の再建や，付着上皮の形成による生物学的封鎖，プラークを付着させない「生体多機能化表面」が求められている．

このような患者個人に適合したテーラーメイド・生体多機能化インプラントを実現するために，図73-1に示すようなインプラントの形態や表面改質法が提案されている．

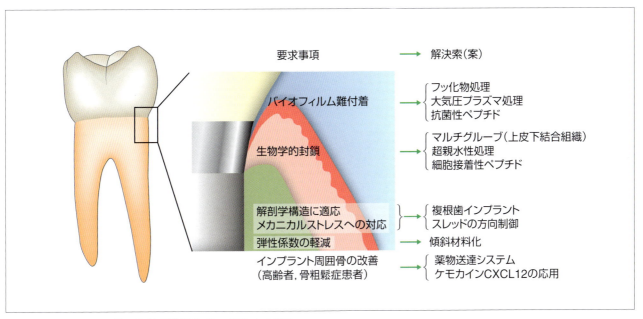

図73-1　テーラーメイド・生体多機能化インプラントの概念

Q74 軟組織と接する部位，口腔内露出部位は，どのような表面改質が有効ですか？

A 上皮および細菌の侵入防御した生物学的封鎖を付与するための表面改質が求められる（図74-1）．
表面形状に関しては，インプラント周囲上皮との接触部位は鏡面に，上皮下結合組織と接する部位では結合組織をインプラント長軸方向と直交させることのできるマルチグルーブ，表面性状に関しては，超親水性処理とペプチドの利用が考えられる．

1）超親水性処理

オッセオインテグレーションや上皮付着は，本処理により亢進する．特に，これらの光活性化（光機能化）処理を補綴用コンポーネント装着時に施すことで，軟組織接着による生物学的封鎖を向上させ，インプラント周囲炎の予防に貢献すると考えられる．特に，大気圧プラズマ処理をアバットメントや上部構造に短時間施すことは，技工所における最終処理のみならず，臨床現場で装着直前の処理として有用であると考えられる．

2）ペプチドの利用

ペプチドは，副作用や為害作用が少ない，耐性菌の問題を回避でき抗生物質の代替となる，タンパク質より変性が少ない，などの生体材料として有用性がある．とくに，チタン結合ペプチド＋細胞接着性ペプチドをチタン表面に施すことで，軟組織接着を促進すると期待される．

なお，口腔内に露出している部位については，表面形状は鏡面とし，表面性状は大気圧プラズマ処理，フッ化物処理，チタン結合ペプチド＋抗菌性ペプチド処理が有用となる（図74-2）．

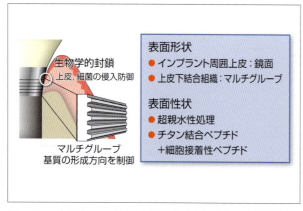

図74-1 生体多機能化インプラント（軟組織と接する部位）

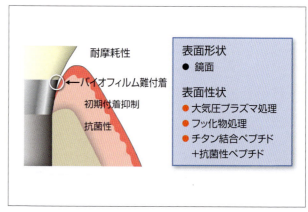

図74-2 生体多機能化インプラント（口腔内露出部位）

展望 Chapter 10

Q75 複根歯インプラントの意義は何ですか？

A 患者固有の歯冠形態，顎骨形態に適したインプラントを用いることで，生体との形態的調和，力学的安定性の向上につながるものと考える（図75-1）．

　ヒトの天然歯が複根歯を有するのは，ヒトの頭蓋骨の重量と脊椎に印加する荷重を軽減するために，解剖学的に適応してきた証である．上顎においては上顎洞と呼ばれる空隙を含み，下顎においては下歯槽神経が下顎管内に存在する．このような上顎および下顎の解剖学的構造は，大きな歯根形状をもつ単根歯インプラントによる修復を困難なものにしてきた．

　また，単根歯インプラントは円形の断面のため顎骨幅の制限を受けており，表面積が小さく顎骨に確実に固定されにくい．さらに，荷重が適切に分散されないため，側方圧や偏心荷重が負荷されるとインプラント頸部の辺縁骨吸収を惹起する．

　単根歯インプラントは顎骨に与えるメカニカルストレスが天然歯と異なっていることが報告されており，過重負担や骨折の危険性が指摘されている．

　複根歯インプラントはこのような欠点をもっていないため，より薄く，より短くすることが可能となる．さらに，荷重下にあるインプラントの傾斜や移動に対してより大きな安定性をもたらす可能性がある．

　しかし，複根歯のインプラントを実現するためには，湾曲，アンダーカットの問題を克服しなければならない．複根歯の根は，末広がりに湾曲しており，通常抜歯をする場合，骨を歪ませ，弾性変形を利用している．したがって，天然歯の複根形態を再現したインプラントは抜歯窩にそのまま収まらず，顎骨内（抜歯窩）に挿入する方法が問題となる．また，インプラント埋入対象の歯根はすでに崩壊していることが多く，抜歯窩は理想的な形状を保っていない．さらに，単根歯インプラントは部品交換が容易で，世界中で対応が可

- ○ 解剖学構造に適応（上顎洞，下歯槽管）
- ○ 表面積大→顎骨に確実に固定
- ○ 傾斜や移動に対する力学的安定性
- ○ 天然歯と近似したメカニカルストレス（過重負担や骨折の危険性の軽減）
- ○ 抜歯即時埋入が可能

- × 湾曲，アンダーカットの存在（抜歯窩にそのまま挿入できるか？）
- × インプラント埋入対象の歯根はすでに崩壊していることが多く，抜歯窩は理想的な形状を保っていない
- × 部品交換が難，世界中で対応が不可能

図75-1　複根歯インプラントの利点（○）と欠点（×）

能であるが，複根歯インプラントはそれができない（ただし，本件はテーラーメイドの概念とは異なる）．

以上の複根歯インプラントの湾曲やアンダーカットの問題は，ファブラボ（CADツール）により修正することが可能であり，また，有限要素法解析を併用することにより周囲骨の応力集中を軽減したモデルを製作することもできる[1]．

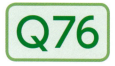 単根歯インプラント埋入により，顎骨の骨質は変化しますか？

 単根歯インプラント埋入は，周囲顎骨の骨質を変化させる．

顎骨の骨強度と骨質については，骨質の指標である生体アパタイト結晶配向性は骨強度と密接に関係していることが明らかとなっている（110〜111ページ，COLUMN 22）．図76-1に単根歯インプラント埋入したときの生体アパタイト結晶配向性を，複根歯をもつ有歯顎と比較した結果を示す．有歯顎と比較し，単根歯インプラント埋入では，眼窩下底部において頰舌方向の，鼻腔底部において近遠心方向の配向性が増大し，逆に頰側皮質骨において咬合方向の配向性が低下している．

このように，インプラント埋入によって荷重環境が変化し周囲顎骨の構造特性を変化させ，その影響は比較的遠位まで及ぶことが明らかになっている[1]．したがって，有歯顎と近似した骨質をもつ顎骨を得るには，複根歯インプラントが必要になると考えられる．

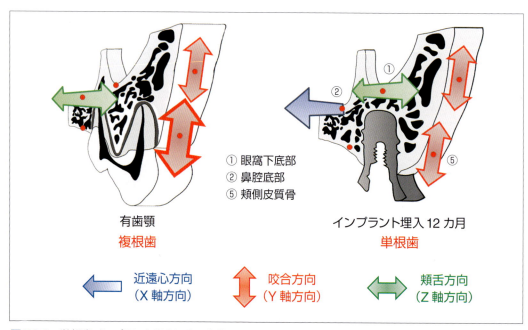

図 76-1　単根歯インプラント埋入による生体アパタイト配向性の変化（ビーグル犬，第四前臼歯）（小高研人先生，松永　智先生のご厚意による[1]）

COLUMN 23

人工的に再生した骨の強度は十分か？

　人工的に再生した骨は十分な強度になっていない可能性がある．*23-1* は rBMP-2 を徐放させて骨形成を評価した *in vivo* 試験であり，骨密度と BAp 結晶配向性の関係を調査した報告である．その結果，骨密度は 12w で最大（1200mg/cm³）に達しているが，BAp 結晶配向性は最大になっていない（強くなっていない）．このように，GBR 法などにより人工的に再生した骨に対して，骨密度の評価のみでは十分な骨強度が得られているかを評価できない．したがって，BAp 結晶配向性の調査を併用することにより，インプラント埋入に必要な骨強度の術前診断が有効になると考えられる．

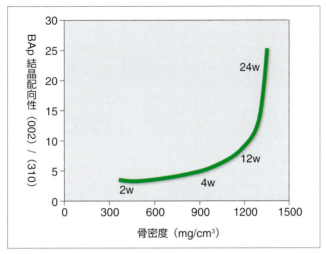

23-1　骨密度と BAp 結晶配向性の関係（Ishimoto ほか，2013[1]）をもとに作成）

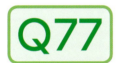 インプラント体スレッドの方向によって，周囲骨の構造は変化しますか？

 インプラント体スレッドの方向（角度）によって，新生骨形成量と周囲骨の強度が変化する可能性は大きい．

　Noyama らは，角度の異なる溝をもつ人工股関節用インプラントをビーグル犬に埋入し，24 週後の溝内部新生骨の解析を行った（図 **77-1**）．その結果，60°配向溝においてのみ高量の新生骨が確認された（図 **77-1b** 緑色，○の溝）．この 60°配向溝では，応力シミュレーションにて主応力ベクトルが溝深さ方向に平行であった．さらに，配向溝内における新生骨の生体アパタイト配向性は，溝深さ方向と良い一致を示した[1]．このことは，インプラント体スレッドの方向を制御することにより，新生骨の形成量と生体アパタイト配向性が制御可能であることを示している．

　以上の成果をもとに，歯科用インプラントネック部のスレッド角度を＋60°にすると，新生骨量が増加することが報告され[2]，一部の製品（京セラ，FINESIA）に採用されている（図 **77-2**）．

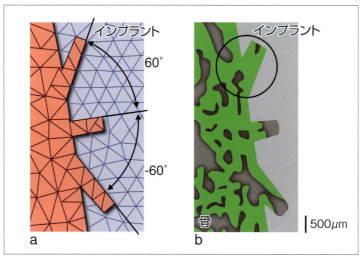

図 77-1 インプラント体スレッドの方向制御（a）による新生骨分布（b，緑色）（ビーグル犬，股関節）（Noyama ほか，2013[1]）をもとに作成）

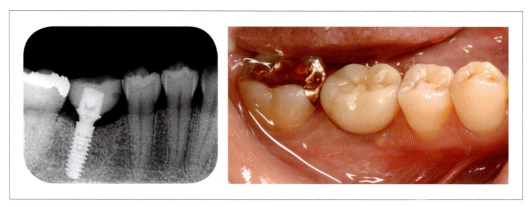

図 77-2 FINESIA（京セラ，埋入直後）（吉野　晃 先生のご厚意による）

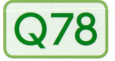 **骨接触部のインプラントの弾性係数を小さくすることはできますか？**

 傾斜材料化による弾性係数の軽減は可能である（図 78-1）．

　骨の弾性係数（ヤング率）が 10 ～ 30GPa であるのに対して，純チタンでは約 100GPa，弾性係数を小さくした合金（Ti-29Nb-13Ta-4.6Zr mass％，TNTZ）で 60GP，ゴムメタル（Ti_3（Nb,Ta,V）＋（Zr,Hf）＋O）でも 30 ～ 60GPa と大きく，この違いがインプラント／骨界面に残留応力を発生させ，周囲骨の吸収の原因となることが考えられる．この問題はインプラントの傾斜材料化によって解決が可能になる．すなわち，ファブラボ技術を駆使して，インプラントの芯の部分を緻密体に，表面になるにつれ徐々にポーラスな構造体とすれば，表面の見かけの弾性係数を低下させることができる[1]）．

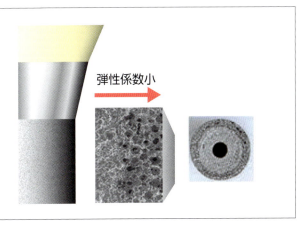

弾性係数（ヤング率）
　骨：10〜30 GPa
　純チタン：100GPa
　TNTZ 合金 Ti-29Nb-13Ta-4.6Zr：60GPa
　ゴムメタル Ti_3(Nb, Ta, V)＋(Zr, Hf)＋O：30〜60GPa

弾性係数小

図 78-1　傾斜材料化による弾性係数の軽減

Q79　薬物送達システムにより骨形成促進は可能ですか？

A これまでのインプラント治療は顎骨の健全な患者を対象としてきたが，悪性腫瘍により顎顔面切除を行った症例や，骨粗鬆症患者や高齢者など母床骨の状態が悪い症例にも応用できるインプラントが求められている．解決策としてスタチン等の薬剤を使用した薬物送達システム（DDS）の利用が考えられる（図 79-1）．

　高脂血症治療薬スタチン（表 79-1）は，骨芽細胞への分化決定シグナルであるBMP-2の生合成を促進すること，また，血管内皮増殖因子（VEGF）の遺伝子発現を著明に促進させることが報告されている．したがってスタチン系薬剤は，抗原性や副作用の問題点を有する生理活性タンパク質（BMP-2など）の直接利用の弊害を回避でき，その局所投与によりインプラント周囲骨の増生が期待できる．しかし，親水性（疎水性）や溶解性が異なるスタチンが数多くある，使用するスタチンの至適濃度が定まっていない，スタチンの徐放性を適切に制御する担体が開発されていないなど，課題も多い．

　塩基性ゼラチンに親水性が比較的大きなフルバスタチン・ナトリウム（ローコール）をカーボネートアパタイトやゼラチン（＋アテロコラーゲン）に担持・徐放させるシステムは有用である．特にゼラチンは，化学的な修飾が容易に行え，等電点を利用して生理活性物質や薬剤を担持することができる（マテリアル編 119 〜 120 ページ）．

　フルバスタチン／ゼラチン複合体を，ラット頭蓋冠およびラット顎骨に移植し，同一個体での経時的観察ができる動物実験用マイクロCTを用いて解析した（図 79-2）．その結果，フルバスタチン群で明らかな新生骨の増生が認められた（図 79-3a）．さらには，老人性（低代謝回転型）骨粗鬆症モデルマウス（SAMP6）とモデルラット（SHRSP）を用

いて，スタチンの局所投与の影響を探索し，スタチンの局所投与は骨粗鬆の治療にも有効であることを明らかにした[1～3]（図 79-3b）.

また，スタチンの至適濃度を探索するために，正常マウス SAMR1 と老人性骨粗鬆症モデルマウス SAMP6 の骨髄間質細胞を用いた *in vitro* 試験を行った．その結果，フルバスタチンは SAMR1，SAMP6 の骨髄間質細胞の骨芽細胞への分化を促進し，有効な最小濃度は SAMR1 と SAMP6 では異なることが明らかとなり，臨床応用の示唆となった[4]．なお，BMP-2 の毒性に関する報告はあるが，スタチンの毒性に関しての報告はない．

その他，抗 RANKL 抗体のデノスマブや抗スクレロスチン抗体のロモソズマブの使用も有効と考えられるが，それらの局所投与法を検討する必要がある．

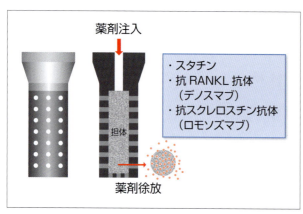

図 79-1　薬物送達システム（DDS）によるインプラント周囲骨の改善

表 79-1　スタチンの種類

世代	スタチン	親油性 親水性	主な商品名
第一	シンバスタチン	親油性	リポバス（Zocor）
	ロバスタチン	親油性	メバコール
第二	プラバスタチン	親水性	メバロチン（Pravachol）
	フルバスタチン	親油性	ローコール
第三	アトルバスタチン	親油性	リピトール
	セリバスタチン	親油性	セルタ（武田）（Baycol）
中間	ピタバスタチン	親油性	リバロ
	メバスタチン		（未製品化）
	ロスバスタチン	親水性	クレストール

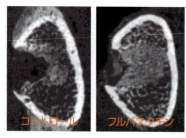

図 79-2　SHR ラット（2w）

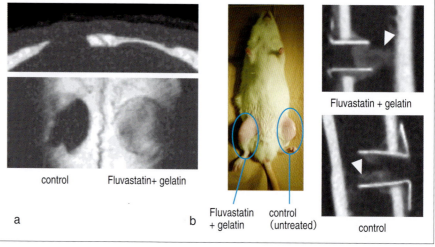

図 79-3　フルバスタチン・ゼラチン複合体（Fluvastatin + gelatin）の局所投与による骨形成促進効果
　a：正常ラット，b：老人性（低代謝回転型）骨粗鬆症モデルラット（Tanabe ほか，2011[1]，Yasuda ほか，2014[2]，Ohira ほか，2015[3]）

Q80 骨形成を促進する表面改質法としては何が考えられますか？

A ケモカイン CXCL12（SDF-1）と DNA/プロタミン複合体の応用が考えられる．

1) ケモカイン CXCL12（SDF-1：間質細胞由来因子-1）

ケモカイン CXCL12 とその受容体 CXCR4 は，インプラント埋入初期や創傷部に発現することが報告されていることから，その動向が注目されている．CXCL12 は創傷部へ間葉系幹細胞や骨芽細胞前駆細胞の遊走を促進する，BMP-2 発現により骨形成に関与する，さらには，血管形成に関与するなど，さまざまな報告がなされている．したがって，CXCL12 のチタンインプラントへの応用に関する研究は重要性を増している（マテリアル編 69 ページ）．

超親水性処理として，大気圧プラズマ処理，紫外線照射処理，水酸化ナトリウム溶液処理を施した結果，チタンへの超親水性処理は CXCL12 の吸着を促進することが明らかとなり，本処理により骨髄中において間葉系幹細胞のインプラント側への遊走を促進する可能性があると考えられた[1]．

2) DNA/プロタミン複合体（図 80-1）

DNA は遺伝子の本体としてよく知られているが，材料学的にみるとリン酸基を豊富に有している高分子材料であり，タンパク質や成長因子などを二重らせんや塩基対間に担持することができ，骨補填材としての有用性が期待される生体材料である．しかしながら，単独では賦形性が悪く，水溶性であり，生体材料としての使用は困難である．そこでキトサン，リジン，プロタミンなど各種ポリカチオン性タンパク質との複合化を試みられている．特にプロタミンとの複合体は，水との練和によりペースト状になる性質を有している．

この DNA/プロタミンペーストをラット頭蓋骨の欠損部に埋入した結果，良好な骨形成を確認できた．DNA/プロタミンペーストに FGF-2 を含有させると，さらに骨形成が促進された．DNA/プロタミンレイヤーをチタンインプラントに積層固定化させる試みもなされており，良好な骨接触が得られ，インプラントの新しい表面改質法として注目されている[2,3]．

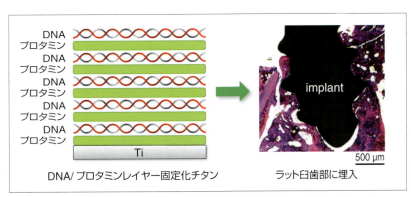

図 80-1　DNA/プロタミン複合体のインプラントへの応用（Fukushima, 2001[2], Sakurai ほか, 2016[3]）

Q81 テーラーメイドによる顎骨再生用スキャフォールドには，何が有効ですか？

A 強度が要求されることから，チタンスキャフォールドの使用が有効と考えられる．

　3Dプリンタで成形するテーラーメイド人工骨は，すでにネクスト21がオランダXilloc社とライセンス契約を締結し，CT-Bone®の製造・販売を開始している（http://www.next21.info/lab/ctbone/index02.html）[1]．CT-Bone®はα-TCP（α型リン酸三カルシウム）の微粉末（平均粒径10μm）をコンドロイチン硫酸ナトリウム水溶液に混入し，液状にしたものを使用している．しかしながら，このスキャフォールドは圧縮強さが15〜18MPaであり，骨の強度（30MPa）と比較すると，特に強度が必要とされる顎骨の再生には強度不足であると指摘されている．

　チタンスキャフォールドについては，顎骨のように強度を要求される部位で機能を発揮しつづけると考えられ，これらの非吸収性材料は生体に為害性を及ぼさないかぎり，臨床応用での選択肢は十分にあると判断される（121ページ，Q71）．

　その他，再生医療による顎骨再生には，以下の方法が提案されている．

①バイオリアクターによる自己間葉系幹細胞の増殖促進…広範囲な骨欠損を修復するためには，移植前に自己間葉系幹細胞（骨髄細胞など）をスキャフォールド内で増殖させる必要がある．そのためには，自己の間葉系幹細胞を増殖することのできるラジアルフロー型バイオリアクターを用いた三次元培養法が有効である[2〜5]．

②細胞外基質で修飾された3D printed scaffoldsによる骨再生…細胞を用いた再生医療では，感染や免疫の問題を回避するための厳密にコントロールされた細胞培養センター（CPC：cell processing center）にて細胞を培養することが義務づけられており，コスト高の問題が指摘されている．この問題を回避するために，3Dスキャフォールドに細胞を播種した後に脱細胞化を行い，細胞外基質（ECM）のみが残存しているスキャフォールドを使用する方法が提案されている．本法により幹細胞を伴った骨形成能が示され，CPCに伴うコスト高を軽減することが期待されている[6]．

③三次元バイオプリンティング…最近の技術の進歩により，生体組織欠損部に再生のもととなる生体材料や細胞を直接3Dプリンタで投入し，臓器そのものを製作することが可能になった．3Dバイオプリンティングは，すでに層状皮膚，骨，人工血管，気管副子，心臓組織，および軟骨構造体など，さまざまな組織の製作および移植に用いられている．材料，細胞の種類，増殖因子および分化因子の選択など，細胞の感受性および組織の構築に関連する克服すべき課題もある[7,8]．

Chapter 10 展望

COLUMN 24

バイオハイブリッドインプラント

辻らは，受精後 14.5 ～ 18.5 日目のマウスの胎児から歯胚を取り出し，そこから分離した歯小嚢でインプラントを覆った．このインプラントをネズミ抜歯窩に移植した結果，歯根膜とセメント質を再生した．また，骨の改造，骨吸収部の回復，侵害刺激に対する応答を示し，生理機能を回復することを示した（**24-1**）[1]．

ただし，本研究では小動物の胎児から歯胚細胞を採取しているが，ヒトの場合はどこから手に入れるのか，さらに胎生期歯胚に存在する自己の細胞をどのように成人から採取するか，などが課題として残っている．細胞の供給源として体性幹細胞や iPS 細胞を利用し，歯のもととなる幹細胞をつくりだすことができれば，細胞の供給源の問題は解決されると考えられる．

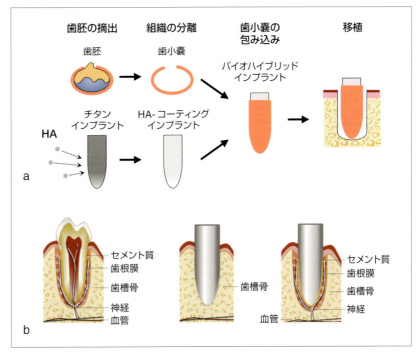

24-1 バイオハイブリッドインプラントの製作法（a）と，再生された歯根膜とセメント質（b）（Oshima ほか，2014[1] をもとに作成）

COLUMN 25

撤去を余儀なくされたインプラント例

撤去を余儀なくされるインプラントが増えつつある（**25-1**）．この大きな原因は，わが国でのインプラント治療の創始期に，オッセオインテグレーションの原則を無視してインプラント治療が行われたことによる．このようなインプラント術式は，臨床および社会に悪影響を及ぼすことは必至であることから，絶対に避けなければならない．

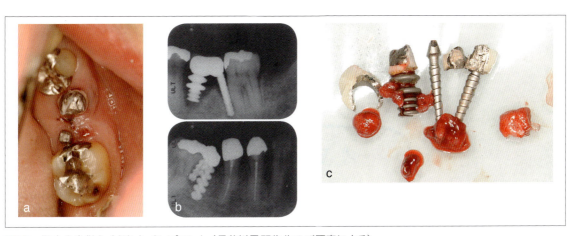

25-1 撤去を余儀なくされたインプラント（長谷川晃嗣先生のご厚意による）
 a：撤去直前の口腔内所見，b：X 線写真，c：撤去したインプラント
　埋入後，ただの一度もまともに噛めない．噛むと，痛くてしょうがないとの主訴で 2015 年に来院．2009 ～ 2010 年に 6̄ 相当部に埋入されたインプラントをピンセットで除去した．骨はほとんどなくなっており，大量の不良肉芽があり，不良肉芽の中に浮いているインプラントの除去は大変であった．骨増生用材料とメンブレンを使用して骨造成を行った

文 献

Q2
1) Suzuki K, et al. Influence of grade and surface topography of commercially pure titanium on fatigue properties. Dent Mater J. 2017；ahead of print.

Q3
1) 北村　隆ほか．接合した歯科用インプラント合金の電気化学的挙動．歯科学報．2002；102（8）：665-675．

Q4
1) 志村一郎．純チタンおよび各種人工材料の耐摩耗性に関する研究．鶴見歯学．2001；27（1）：45-58．
2) Urushibara Y, et al. An analysis of the biofilms adhered to framework alloys using in vitro denture plaque models. Dent Mater J. 2014；33（3）：402-414.
3) 財部正治．天然歯および歯冠修復材の滑走摩耗に関する実験的研究．歯科学報．1982；82（7）：949-1004．

Q5
1) 藤井和夫ほか．揮発性硫黄化合物吸着材の金銀パラジウム合金に対する変色抑制効果．日歯保存誌．2014；57（3）：229-238．
2) Larrucea Verdugo C, et al. Microleakage of the prosthetic abutment/implant interface with internal and external connection：in vitro study. Clin Oral Implants Res. 2014；25（9）：1078-1083.
3) Gross M, et al. Microleakage at the abutment-implant interface of osseointegrated implants：a comparative study. Int J Oral Maxillofac Implants. 1999；14（1）：94-100.
4) Covani U, et al. Bacterial plaque colonization around dental implant surfaces. Implant Dent. 2006；15（3）：298-304.

Q7
1) Nakajima S, et al. Microleakage along implant-abutment interface and countermeasures. 日口腔インプラント誌．2003；16（2）：263-270.
2) Groenendijk E, et al. Microbiological and clinical effects of chlorhexidine enclosed in fixtures of 3I-Titamed implants. Clin Oral Implants Res. 2004；15（2）：174-179.

Q10
1) Almeida EO, et al. Mechanical testing of implant-supported anterior crowns with different implant/abutment connections. Int J Oral Maxillofac Implants. 2013；28（1）：103-108.
2) Steinebrunner L, et al. Implant-abutment interface design affects fatigue and fracture strength of implants. Clin Oral Implants Res. 2008；19（12）：1276-1284.
3) Gil FJ, et al. Implant-abutment connections：influence of the design on the microgap and their fatigue and fracture behavior of dental implants. J Mater Sci Mater Med. 2014；25（7）：1825-1830.

Q11
1) Balik A, et al. Effects of different abutment connection designs on the stress distribution around five different implants：a 3-dimensional finite element analysis. J Oral Implantol. 2012；38 Spec No：491-496.
2) Gil FJ, et al. Implant-abutment connections：influence of the design on the microgap and their fatigue and fracture behavior of dental implants. J Mater Sci Mater Med. 2014；25（7）：1825-1830.
3) Gracis S, et al. Internal vs. external connections for abutments/reconstructions：a systematic review. Clin Oral Implants Res. 2012；23 Suppl 6：202-216.

COLUMN 3
1) Sakamoto K, et al. Influence of eccentric cyclic loading on implant components：Comparison between external joint system and internal joint system. Dent Mater J. 2016；35（6）：929-937.

Q12
1) Dohan Ehrenfest DM, et al. Identification card and codification of the chemical and morphological characteristics of 14 dental implant surfaces. J Oral Implantol. 2011；37（5）：525-542.

Q13
1) Annunziata M, et al. Bone marrow mesenchymal stem cell response to nano-structured oxidized and turned titanium surfaces. Clin Oral Implants Res. 2012；23（6）：733-740.

Q16
1) Furuhashi A, et al. Influence of titanium surface topography on peri-implant soft tissue integration. Key Engineering Materials. 2013；529-530：559-564.
2) Nothdurft FP, et al. Differential behavior of fibroblasts and epithelial cells on structured implant abutment materials：

A comparison of materials and surface topographies. Clin Implant Dent Relat Res. 2015；17（6）：1237-1249.

Q17

1) Wennerberg A, Albrektsson T. On implant surfaces：a review of current knowledge and opinions. Int J Oral Maxillofac Implants. 2010；25（1）：63-74.
2) Kang BS, et al. XPS, AES and SEM analysis of recent dental implants. Acta Biomater. 2009；5（6）：2222-2229.
3) Ballo AM, et al. Dental implant surfaces- Physicochemical properties, biological performance, and trends. In：Implant dentistry- A rapidly evolving practice（Turkyilmaz I ed）. InTech, 2011.
4) Farley JR, et al. Fluoride directly stimulates proliferation and alkaline phosphatase activity of boneforming cells. Science. 1983；222（4621）：330-332.
5) Berglundh T, et al. Bone healing at implants with a fluoride-modified surface：an experimental study in dogs. Clin Oral Implants Res. 2007；18（2）：147-152.
6) Schwarz F, et al. Effects of surface hydrophilicity and microtopography on early stages of soft and hard tissue integration at non-submerged titanium implants: an immunohistochemical study in dogs. J Periodontol. 2007；78（11）：2171-2184.
7) Lang NP, et al. Early osseointegration to hydrophilic and hydrophobic implant surfaces in humans. Clin Oral Implants Res. 2011；22（4）：349-356.

COLUMN 4

1) Larsson C, et al. Bone response to surface-modified titanium implants：studies on the early tissue response to machined and electropolished implants with different oxide thicknesses. Biomaterials. 1996；17（6）：605-616.

COLUMN 5

1) Wennerberg A, et al. Nanostructures and hydrophilicity influence osseointegration：a biomechanical study in the rabbit tibia. Clin Oral Implants Res. 2014；25（9）：1041-1050.
2) Wennerberg A, et al. Spontaneously formed nanostructures on titanium surfaces. Clin Oral Implants Res. 2013；24 (2)：203-209.

Q18

1) 田中　収ほか．HAコーティングインプラントの現状，骨内インプラント材料の文献的考察．ザ・クインテッセンス．1994；13：1085-1097.

Q20

1) 今西泰彦ほか．ハイドロキシアパタイトコーティング・インプラント材の溶解特性．生体材料．1998；16：133-144.

Q21

1) 奥森直人ほか．予後不良により撤去されたハイドロキシアパタイトコーティング・インプラントの表面分析．歯科学報．2000；100：737-753.

Q23

1) Yoshinari M, et al. The biocompatibility（cell culture and histologic study）of hydroxy-apatite-coated implants created by ion beam dynamic mixing. Clin Oral Implants Res. 1996；7（2）：96-100.

COLUMN 7

1) 歯科医療技術革新推進協議会編．平成24年版 新歯科医療機器・歯科医療技術産業ビジョン．2012（http：//www.jads.jp/h24_vision.pdf）．
2) 内閣府医療イノベーション会議．医療イノベーション5か年戦略．2012（http：//www.kantei.go.jp/jp/singi/iryou/5senryaku/siryou01.pdf）．
3) Oliva J, et al. One-year follow-up of first consecutive 100 zirconia dental implants in humans：a comparison of 2 different rough surfaces. Int J Oral Maxillofac Implants. 2007；22（3）：430-435.

Q25

1) Sailer I, et al. Prospective clinical study of zirconia posterior fixed partial dentures：3-year follow-up. Quintessence Int. 2006；37（9）：685-693.
2) Sailer I, et al. Five-year clinical results of zirconia frameworks for posterior fixed partial dentures. Int J Prosthodont. 2007；20（4）：383-388.
3) Raigrodski AJ, et al. Survival and complications of zirconia-based fixed dental prostheses：a systematic review. J Prosthet Dent. 2012；107（3）：170-177.
4) Tada K, et al. Influence of surface treatment on bond strength of veneering ceramics fused to zirconia. Dent Mater J. 2012；31（2）：287-296.
5) Ban S, et al. HRTEM observation of bonding interface between Ce-TZP/Al2O3 nanocomposite and porcelain. Dent Mater J. 2014；33（4）：565-569.

Q26
1) Matsumoto N, et al. Effect of intermediate ceramics and firing temperature on bond strength between tetragonal zirconia polycrystal and veneering ceramics. Dent Mater J. 2013；32（5）：734-743.

Q27
1) US patent 2011/0027742 A1. Translucent zirconia sintered body, process for producing the same, and use of the same. Feb. 3, 2011.

Q28
1) Matsuzaki F, et al. Translucency and flexural strength of monolithic translucent zirconia and porcelain-layered zirconia. Dent Mater J. 2015；34（6）：910-917.

Q29
1) Hara M, et al. Wear performance of bovine tooth enamel against translucent tetragonal zirconia polycrystals after different surface treatments. Dent Mater J. 2014；33（6）：811-817.

Q30
1) 五十嵐崇恭ほか．ジルコニアがチタンに及ぼす摺動摩耗特性．日口腔インプラント誌．2009；22：478-484．
2) Kanbara T, et al. Wear behavior between zirconia and titanium as an antagonist on fixed dental prostheses. Biomed Mater. 2014；9（2）：025005.
3) 三科博司．摩擦・摩耗研究の最先端と問題点．表面科学．2003；24：340-345．

Q31
1) Wenz HJ, et al. Osseointegration and clinical success of zirconia dental implants：a systematic review. Int J Prosthodont. 2008；21（1）：27-36.
2) Oliva J, et al. Five-year success rate of 831 consecutively placed Zirconia dental implants in humans：a comparison of three different rough surfaces. Int J Oral Maxillofac Implants. 2010；25（2）：336-344.
3) Saulacic N, et al. Acid and alkaline etching of sandblasted zirconia implants：a histomorphometric study in miniature pigs. Clin Implant Dent Relat Res. 2014；16（3）：313-322.
4) Manzano G, et al. Comparison of clinical performance of zirconia implants and titanium implants in animal models：a systematic review. Int J Oral Maxillofac Implants. 2014；29（2）：311-320.
5) Ito H, et al. Response of osteoblast-like cells to zirconia with different surface topography. Dent Mater J. 2013；32（1）：122-129.
6) Hirano T, et al. Proliferation and osteogenic differentiation of human mesenchymal stem cells on zirconia and titanium with different surface topography. Dent Mater J. 2015；34（6）：872-880.

Q32
1) Kaneko H, et al. Influence of thin carbonate-containing apatite coating with molecular precursor method to zirconia on osteoblast-like cell response. Dent Mater J. 2014；33（1）：39-47.
2) Hirota M, et al. Bone responses to zirconia implants with a thin carbonate-containing hydroxyapatite coating using a molecular precursor method. J Biomed Mater Res B Appl Biomater. 2014；102（6）：1277-1288.

COLUMN 10
1) Hirota M, et al. Development of a biointegrated mandibular reconstruction device consisting of bone compatible titanium fiber mesh scaffold. Biomaterials. 2016；75：223-236.
2) Hirota M, et al. Bone responses to zirconia implants with a thin carbonate-containing hydroxyapatite coating using a molecular precursor method. J Biomed Mater Res B Appl Biomater. 2014；102（6）：1277-1288.

Q33
1) Watanabe H, et al. Change in surface properties of zirconia and initial attachment of osteoblastlike cells with hydrophilic treatment. Dent Mater J. 2012；31（5）：806-814.
2) Noro A, et al. Influence of surface topography and surface physicochemistry on wettability of zirconia (tetragonal zirconia polycrystal). J Biomed Mater Res B Appl Biomater. 2013；101（2）：355-363.

Q34
1) Linkevicius T, Vaitelis J. The effect of zirconia or titanium as abutment material on soft peri-implant tissues：a systematic review and meta-analysis. Clin Oral Implants Res. 2015；26 Suppl 11：139-147.
2) Vohra F, et al. Crestal bone loss and periimplant inflammatory parameters around zirconia implants：A systematic review. J Prosthet Dent. 2015；114（3）：351-357.
3) Kajiwara N, et al. Soft tissue biological response to zirconia and metal implant abutments compared with natural tooth：microcirculation monitoring as a novel bioindicator. Implant Dent. 2015；24（1）：37-41.
4) Cosgarea R, et al. Peri-implant soft tissue colour around titanium and zirconia abutments：a prospective randomized controlled clinical study. Clin Oral Implants Res. 2015；26（5）：537-544.
5) Rutkunas V, et al. Assessment of human gingival fibroblast interaction with dental implant abutment materials. J Mater

Sci Mater Med. 2015；26（4）：169.
6) Nothdurft FP, et al. Differential behavior of fibroblasts and epithelial cells on structured implant abutment materials：a comparison of materials and surface topographies. Clin Implant Dent Relat Res. 2015；17（6）：1237-1249.
7) Kimura Y, et al. Initial attachment of human oral keratinocytes cultured on zirconia or titanium. Dent Mater J. 2012；31（3）：346-353.

Q35
1) Scarano A, et al. Bacterial adhesion on commercially pure titanium and zirconium oxide disks：an in vivo human study. J Periodontol. 2004；75（2）：292-296.
2) Nascimento Cd, et al. Bacterial adhesion on the titanium and zirconia abutment surfaces. Clin Oral Implants Res. 2014；25（3）：337-343.
3) Sánchez MC, et al. An in vitro biofilm model associated to dental implants：structural and quantitative analysis of in vitro biofilm formation on different dental implant surfaces. Dent Mater. 2014；30（10）：1161-1171.
4) Hahnel S, et al. Biofilm formation on the surface of modern implant abutment materials. Clin Oral Implants Res. 2015；26（11）：1297-1301.
5) Egawa M, et al. In vitro adherence of periodontopathic bacteria to zirconia and titanium surfaces. Dent Mater J. 2013；32（1）：101-106.

Q37
1) Foong JK, et al. Fracture resistance of titanium and zirconia abutments：an in vitro study. J Prosthet Dent. 2013；109（5）：304-312.
2) 本間慎也ほか．CAD/CAM で製作されたカスタムアバットメントのマイクロギャップと破壊荷重．日口腔インプラント誌．2013；26（1）：3-12.
3) Stawarczyk B, et al. Two-body wear of monolithic, veneered and glazed zirconia and their corresponding enamel antagonists. Acta Odontol Scand. 2013；71（1）：102-112.

Q38
1) Mouhyi J, et al. The peri-implantitis：implant surfaces, microstructure, and physicochemical aspects. Clin Implant Dent Relat Res. 2012；14（2）：170-183.

COLUMN 11
1) Albrektsson T. et al. Is marginal bone loss around oral implants the result of a provoked foreign body reaction? Clin Implant Dent Relat Res. 2014；16（2）：155-165.
2) Trindade R, et al. Foreign body reaction to biomaterials：On mechanisms for buildup and breakdown of osseointegration. Clin Implant Dent Relat Res. 2016；18（1）：192-203.
3) Albrektsson T. et al. "Peri-Implantitis"：A complication of a foreign body or a man-made "Disease". Facts and fiction. Clin Implant Dent Relat Res. 2016；18（4）：840-849.

Q40
1) Olmedo DG, et al. Exfoliative cytology and titanium dental implants：a pilot study. J Periodontol. 2013；84（1）：78-83.
2) Duarte PM, et al. Differential cytokine expressions affect the severity of peri-implant disease. Clin Oral Implants Res. 2009；20（5）：514-520.
3) Cadosch D, et al. Titanium uptake, induction of RANK-L expression, and enhanced proliferation of human T-lymphocytes. J Orthop Res. 2010；28（3）：341-347.

Q41
1) Gallo J, et al. Particle disease. A comprehensive theory of periprosthetic osteolysis：a review. Biomed Pap Med Fac Univ Palacky Olomouc Czech Repub. 2002；146（2）：21-28.

Q42
1) Nishimura K, et al. Influence of titanium ions on cytokine levels of murine splenocytes stimulated with periodontopathic bacterial lipopolysaccharide. Int J Oral Maxillofac Implants. 2014；29（2）：472-477.
2) 和智貴紀ほか．インプラント表面からのチタン溶出とその作用に関する新知見．歯界展望．2015；126（4）：621-624.

Q43
1) Harder S, et al. Surface contamination of dental implants assessed by gene expression analysis in a whole-blood in vitro assay：a preliminary study. J Clin Periodontol. 2012；39（10）：987-994.

Q44
1) 髙橋信博．インプラント周囲の細菌叢をどう考えるのか？　歯界展望．2010；116（6）：1134-1135.
2) 髙橋信博，早川太郎．プラーク．口腔生化学　第4版．医歯薬出版，2005；231.

Q45
1) Sumida S, et al. Transmission of periodontal disease-associated bacteria from teeth to osseointegrated implant regions.

Int J Oral Maxillofac Implants. 2002；17（5）：696-702.
2) 土永浩史ほか．細菌検査を用いたインプラント治療の臨床経過に関する後ろ向き症例集積研究．日口腔インプラント誌．2013；26（1）：21-29.
3) Koyanagi T, et al. Comprehensive microbiological findings in peri-implantitis and periodontitis. J Clin Periodontol. 2013；40（3）：218-226.
4) 室木俊美．病期別インプラント周囲炎の細菌学的研究．石歯学報．2014；1（3）：1-11.

Q46
1) 日本口腔インプラント学会編．口腔インプラント治療指針2012．医歯薬出版，2012．
2) Lang NP, et al. Consensus statements and recommended clinical procedures regarding implant survival and complications. Int J Oral Maxillofac Implants. 2004；19 Suppl：150-154.

COLUMN 13
1) Silness J, Löe H. Periodontal disease in pregnancy. Ⅱ. Correlation between oral hygiene and periodontal condtion. Acta Odontol Scand. 1964；22：121-135.
2) Mombelli A, et al. The microbiota associated with successful or failing osseointegrated titanium implants. Oral Microbiol Immunol. 1987；2（4）：145-151.
3) Löe H. The Gingival Index, the Plaque Index and the Retention Index Systems. J Periodontol. 1967；38（6）：Suppl：610-616.

COLUMN 14
1) Ericsson I, Lindhe J. Probing depth at implants and teeth. An experimental study in the dog. J Clin Periodontol. 1993；20（9）：623-627.
2) Schou S, et al. Probing around implants and teeth with healthy or inflamed peri-implant mucosa?gingiva. A histologic comparison in cynomolgus monkeys（Macaca fascicularis）. Clin Oral Implants Res. 2002；13（2）：113-126.
3) Etter TH, et al. Healing after standardized clinical probing of the perlimplant soft tissue seal：a histomorphometric study in dogs. Clin Oral Implants Res. 2002；13（6）：571-580.
4) Heitz-Mayfield LJ, et al. Anti-infective treatment of peri-implant mucositis：a randomised controlled clinical trial. Clin Oral Implants Res. 2011；22（3）：237-241.
5) Renvert S, et al. How do implant surface characteristics influence peri-implant disease? J Clin Periodontol. 2011；38 Suppl 11：214-222.

Q47
1) 萩原芳幸．補綴装置・歯の延命のために－インプラント周囲炎治療．日補綴会誌．2015；7：28-36.

Q49
1) 吉野敏明，Veronique Benhamou 編集．フォトダイナミックセラピーを用いた"光殺菌"歯周治療入門　Photo Dentistry のエビデンスとコンセプト．医学情報社，2012．
2) Ichinose-Tsuno A, et al. Antimicrobial photodynamic therapy suppresses dental plaque formation in healthy adults：a randomized controlled clinical trial. BMC Oral Health. 2014；14：152.
3) Sgolastra F, et al. Photodynamic therapy in the treatment of chronic periodontitis：a systematic review and meta-analysis. Lasers Med Sci. 2013；28（2）：669-682.
4) Souza E, et al. Antimicrobial photodynamic therapy in the treatment of aggressive periodontitis：a systematic review and meta-analysis. Lasers Med Sci. 2016；31（1）：187-196.

Q50
1) Suarez F, et al. Implant surface detoxification：a comprehensive review. Implant Dent. 2013；22（5）：465-473.
2) Froum SJ, et al. Successful management of peri-implantitis with a regenerative approach：a consecutive series of 51 treated implants with 3- to 7.5-year follow-up. Int J Periodontics Restorative Dent. 2012；32（1）：11-20.
3) Claffey N, et al. Surgical treatment of peri-implantitis. J Clin Periodontol. 2008；35（8 Suppl）：316-332.
4) Renvert S, et al. Re-osseointegration on previously contaminated surfaces：a systematic review. Clin Oral Implants Res. 2009；20 Suppl 4：216-227.

Q53
1) 青木　章．レーザーやLED等の光エネルギーの歯周・インプラント周囲組織への応用に関する研究．日歯周病会誌．2015；57（1）：1-10.
2) Akiyama F, et al. In vitro studies of the ablation mechanism of periodontopathic bacteria and decontamination effect on periodontally diseased root surfaces by erbium：yttrium-aluminumgarnet laser. Lasers Med Sci. 2011；26（2）：193-204.
3) Ando Y, et al. Bactericidal effect of erbium YAG laser on periodontopathic bacteria. Lasers Surg Med. 1996；19（2）：190-200.
4) Schwarz F, et al. Influence of different treatment approaches on non-submerged and submerged healing of ligature induced peri-implantitis lesions：an experimental study in dogs. J Clin Periodontol. 2006；33（8）：584-595.
5) Schwarz F, et al. Clinical and histological healing pattern of peri-implantitis lesions following nonsurgical treatment

with an Er：YAG laser. Lasers Surg Med. 2006；38（7）：663-671.

Q57
1) Quirynen M, et al. Fixture design and overload influence marginal bone loss and fixture success in the Brånemark system. Clin Oral Implants Res . 1992；3（3）：104-111.
2) Isidor F. Loss of osseointegration caused by occlusal load of oral implants. A clinical and radiographic study in monkeys. Clin Oral Implants Res. 1996；7（2）：143-152.
3) Miyata T, et al. The influence of controlled occlusal overload on peri-implant tissue. Part 3：A histologic study in monkeys. Int J Oral Maxillofac Implants. 2000；15（3）：425-431.
4) 松崎達哉ほか．オーバーロードとインプラント治療の偶発症．日補綴会誌．2015；7（4）：305-313．
5) 細川隆司．インプラント臨床における咬合の重要性－リスクファクターとしての臨床エビデンス－．補綴誌．2008；52（1）：25-30．

Q59
1) Frost HM. A 2003 update of bone physiology and Wolff's Law for clinicians. Angle Orthod. 2004；74（1）：3-15.
2) Naert I, et al. Occlusal overload and bone/implant loss. Clin Oral Implants Res. 2012；23 Suppl 6：95-107.

COLUMN 16
1) 須田立雄ほか．新骨の科学．医歯薬出版，2007；90-93．
2) Bonewald LF. The amazing osteocyte. J Bone Miner Res. 2011；26（2）：229-238.
3) 中島友紀ほか．骨細胞による骨吸収制御．Clin Calcium．2012；22（5）：685-696．
4) 酒井昭典．メカニカルストレスの骨細胞による感知とWntシグナル．Clin Calcium．2012；22（12）：1829-1835．
5) 横瀬敏志ほか．メカニカルストレスと骨代謝から見た歯科治療．歯界展望．2013；121（4）：583-586．

COLUMN 17
1) 山口　朗．骨細胞生物学からみたインプラント治療における科学的背景．日口腔インプラント誌．2015；28（4）：463-468．
2) 横瀬敏志．一からわかる骨組織　解剖学からインプラントまで　骨組織の進化と基本構造（解説）．Dental Diamond．2014；39（1）：14-17．
3) Burger EH, Klein-Nulend J. Mechanotransduction in bone-role of the lacunocanalicular network. FASEB J. 1999；13：S101-112.

COLUMN 18
1) Slaets E, et al. Early cortical bone healing around loaded titanium implants：a histological study in the rabbit. Clin Oral Implants Res. 2009；20（2）：126-134.
2) Ito R, et al. Periosteum-derived cells respond to mechanical stretch and activate Wnt and BMP signaling pathways. Biomed Res. 2014；35（1）：69-79.
3) 喜井　勲，工藤　明．ペリオスチンと歯根膜・骨外膜．Clin Calcium．2007；17（2）：202-208．

COLUMN 19
1) Nishiyama Y, et al. Changes in the spatial distribution of sclerostin in the osteocytic lacunocanalicular system in alveolar bone due to orthodontic forces, as detected on multimodal confocal fluorescence imaging analyses. Arch Oral Biol. 2015；60（1）：45-54.

Q62
1) 日本口腔インプラント学会編．口腔インプラント治療指針2012．医歯薬出版，2012．
2) Nagasawa M, et al. Observation of the bone surrounding an overloaded implant in a novel rat model. Int J Oral Maxillofac Implants. 2013；28（1）：109-116.
3) Duyck J, et al. The influence of static and dynamic loading on marginal bone reactions around osseointegrated implants：an animal experimental study. Clin Oral Implants Res. 2001；12（3）：207-218.
4) 日本歯周病学会編．歯周病患者におけるインプラント治療の指針2008．医歯薬出版，2009．

Q63
1) Frost HM. The laws of bone structure. Chalrs C Thomas publisher, 1964.
2) Bassett CA, Becker RO. Generation of electric potentials by bone in response to mechanical stress. Science. 1962；137（3535）：1063-1064.
3) Fujisaki K, et al. Relationship between streaming potential and compressive stress in bovine intervertebral tissue. J Biomech. 2011；44（13）：2477-2481.
4) 保田岩夫．骨折治療に関する基礎的諸問題．京都医師会誌．1953；4：395-406．
5) 吉野　晃ほか．歯科治療にバイオメカニクスを活かす．歯界展望．2012；119（4,5）：593-607，795-809．

COLUMN 22
1) NIH Consensus Development Panel on Osteoporosis Prevention, Diagnosis, and Therapy. Osteoporosis prevention, diagnosis, and therapy. JAMA. 2001；285（6）：785-795.

2) Furuya H, et al. Analysis of biological apatite crystal orientation in the anterior cortical bone of the human mandible using microbeam X-ray diffractometry. Materials Transactions. 2012；53（5）：980-984.
3) Morioka T, et al. Alignment of biological apatite crystallites at first molar in human mandible cortical bone. Cranio. 2012；30（1）：32-40.
4) Matsumoto T, et al. Relationship between preferential alignment of biological apatite and Young's modulus at first molar in human mandible cortical bone. J Hard Tissue Biology. 2013；22（2）：163-170.
5) Iwata M, et al. Alignment of biological apatite crystallites in posterior cortical bone of human edentulous mandible. J Hard Tissue Biology. 2015；24（3）：235-240.
6) 森　諭史．マイクロダメージの病態．日整会誌．2014；88（11）：874-878.

Q64
1) 松野智宣，浅野一成．骨補填材料の比較および臨床的エビデンスの検証．QDI．2013；20（3）：358-361.
2) Yamasaki N, et al. A comparative assessment of synthetic ceramic bone substitutes with different composition and microstructure in rabbit femoral condyle model. J Biomed Mater Res B Appl Biomater. 2009；91（2）：788-798.

Q65
1) 松野智宣，浅野一成．骨補填材料の比較および臨床的エビデンスの検証．QDI．2013；20（3）：358-361.
2) 生越　章．人工骨補填材料に見られる骨形成．日骨形態計測会誌．2006；16（3）：31-38.

Q66
1) Kato E, et al. Biodegradation proper ty of beta-tricalcium phosphate-collagen composite in accordance with bone formation：a comparative study with Bio-Oss Collagen in a rat critical-size defect model. Clin Implant Dent Relat Res. 2014；16（2）：202-211.
2) Takahashi Y, et al. Application of a new material（β-TCP/collagen composites）in extraction socket preservation：an experimental study in dogs. Int J Oral Maxillofac Implants. 2013；28（2）：444-452.

Q67
1) ローレンス・C・チャオ，高木章三．最初のリン酸カルシウムセメントの発見(ヒストリア)．日歯理工会誌．2014；33(3)：201-203.
2) 中野由美子ほか．リン酸カルシウムセメントの硬化特性と歯科への応用．J Soc Inorg Mater Japan．2001；8：76-83.

Q68
1) Kishimoto T, et al. Synthesis of poly（Pro-Hyp-Gly）n by direct poly-condensation of（Pro-Hyp-Gly）n, where n=1, 5, and 10, and stability of the triple-helical structure. Biopolymers. 2005；79（3）：163-172.
2) 谷原正夫．コラーゲン様ポリペプチドの化学合成とその可能性．科学と生物．2009；47（5）：339-344.

Q69
1) 松井理佐子．人工真皮テルダーミス・抜歯創用保護材テルプラグの開発．日再生歯誌．2008；6（1）：9-20.
2) Zhang S. Fabrication of novel biomaterials through molecular self-assembly. Nat Biotechnol. 2003；21（10）：1171-1178.
3) 武井次郎．骨再生に適した3次元足場材料としての自己組織化ペプチドハイドロゲル．日再生歯誌．2005；3（1）：1-11.

Q70
1) 日本口腔インプラント学会編．口腔インプラント治療指針2016．医歯薬出版，2016.
2) 藍　浩之ほか．GBRを成功へと導くための原理と術式．歯界展望．2015；125（6）-126（2）：1120-1135，120-131，308-319.
3) 金子　正．ジーシーメンブレンの開発と細胞用scaffoldへの検討．日再生歯誌．2008；6（2）：90-98.

Q71
1) Holtorf HL, et al. Ectopic bone formation in rat marrow stromal cell/titanium fiber mesh scaffold constructs：effect of initial cell phenotype. Biomaterials. 2005；26（31）：6208-6216.
2) Jansen JA, et al. Growth factor-loaded scaffolds for bone engineering. J Control Release. 2005；101（1-3）：127-136.
3) 久保木芳徳ほか．人工細胞外マトリックスの幾何学の統一原理．再生医療．2006；5（3）：20-30.

Q73
1) Ohashi T, et al. Biomechanical role of peri-implant trabecular structures during vertical loading. Clin Oral Investig. 2010；14（5）：507-513.

Q75
1) Yoon Y, et al. Designing natural-tooth-shaped dental implants based on soft-kill option optimization. Computer-Aided Design and Applications. 2013；10（1）：59-72.

Q76

1) Odaka K, et al. Alignment of biological apatite crystallites in peri-implant bone of beagles. Mater Trans. 2017；58（1）：107-112.

COLUMN 23

1) Ishimoto T, et al. Degree of biological apatite c-axis orientation rather than bone mineral density controls mechanical function in bone regenerated using recombinant bone morphogenetic protein-2. J Bone Miner Res. 2013；28（5）：1170-1179.

Q77

1) Noyama Y, et al. Design and optimization of the oriented groove on the hip implant surface to promote bone microstructure integrity. Bone. 2013；52（2）：659-667.
2) Yasutake M, et al. Influence of implant neck design on bone formation under mechanical repetitive loading：histomorphometric and microcomputed tomographic studies in rabbit tibiae. Implant Dent. 2016；25（2）：171-178.

Q78

1) Nakano T, et al. Formation of new bone with preferentially oriented biological apatite crystals using a novel cylindrical implant containing anisotropic open pores fabricated by the electron beam melting（EBM）method. ISIJ International. 2011；51（2）：262-268.

Q79

1) Tanabe K, et al. Effect of fluvastatin release on local osteogenicity in rat calvaria. J Oral Tissue Engin. 2011；8（3）：181-187.
2) Yasuda H, et al. Osteogenic effect of local administration of fluvastatin using a fluvastatin-gelatin complex in senile osteoporosis model rats. J Hard Tissue Biology. 2014；23（4）：389-397.
3) Ohira T, et al. Effect of locally applied fluvastatin in low-turnover osteoporosis model mouse with femur bone defect. J Hard Tissue Biology. 2015；24（2）：147-154.
4) Takahashi Y. et al. Effects of fluvastatin on bone marrow stromal cells of senescence-accelerated mouse prone 6（SAMP6）；in preparation.

Q80

1) 三嶋直之ほか．超親水性処理チタンへのケモカイン CXCL12 の吸着特性．日口腔インプラント誌．2016；29（2）：116-122.
2) Fukushima T, et al. Preparation of and tissue response to DNA-lipid films. J Dent Res. 2001；80（8）：1772-1776.
3) Sakurai T, et al. Effects of a multilayered DNA/protamine coating on titanium implants on bone responses. J Biomed Mater Res A. 2016；104（6）：1500-1509.

Q81

1) 髙戸　毅ほか．顎顔面領域における骨軟骨再生医療の現状と展望．頭頸部外科．2012；22（2）：121-124.
2) Arano T, et al. Osteoblastic cell proliferation with uniform distribution in a large scaffold using radial-flow bioreactor. Tissue Eng Part C Methods. 2010；16（6）：1387-1398.
3) Katayama A, et al. Radial-flow bioreactor enables uniform proliferation of human mesenchymal stem cells throughout a three-dimensional scaffold. Tissue Eng Part C Methods. 2013；19（2）：109-116.
4) Nishimura I, et al. Effect of osteogenic differentiation medium on proliferation and differentiation of human mesenchymal stem cells in threedimensional culture with radial flow bioreactor. Regenerative Therapy. 2015；2：24-31.
5) Kanda Y, et al. Dynamic cultivation with radial flow bioreactor enhances proliferation or differentiation of rat bone marrow cells by fibroblast growth factor or osteogenic differentiation factor. Regenerative Therapy. 2016；5（1）：17-24.
6) Pati F, et al. Ornamenting 3D printed scaffolds with cell-laid extracellular matrix for bone tissue regeneration. Biomaterials. 2015；37：230-241.
7) Murphy SV, Atala A. 3D bioprinting of tissues and organs. Nat Biotechnol. 2014；32（8）：773-785.
8) Itoh M, et al. Scaffold-free tubular tissues created by a bio-3D printer undergo remodeling and endothelialization when implanted in rat aortae. PLoS One. 2015；10（9）：e0136681.

COLUMN 24

1) Oshima M, et al. Functional tooth restoration by next-generation bio-hybrid implant as a biohybrid artificial organ replacement therapy. Sci Rep. 2014；4：6044.

索 引

あ
- 圧縮 99
- 圧電現象 107
- アテロコラーゲン 117
- アパセラム-AX 112
- アパタイト/ブラスト処理 26
- アパタイトコーティング 8
- アバットメント 12
- アバットメントスクリュー 12,16
- アブレシブ磨耗 59

い
- イオウ化合物 16
- イオン溶出 8
- 異種骨由来HA 112
- 異物反応 76,77
- 医療系ファブラボ 123
- インターナルコネクション 19,21
- 引張応力 107
- インテグリンβ₄ 68
- インプラント周囲炎 76
- インプラント周囲骨の吸収 76,96
- インプラント体 12
- インプラント体-アバットメント連結 19
- インプラント体スレッド 129
- インプラントプラスティー 93

え
- エアーアブレーション 91
- エクスターナルコネクション 19,21
- エクスターナルヘキサゴン 20
- 塩化ベンザルコニウム 17
- 炎症性サイトカイン 78,80

お
- オーダーメイド医療 123
- オーバーロード 96
- オールジルコニア 47
- オステオカルシン 34
- オステオグラフトSD 112
- オステオポンチン 34
- オスフェリオン 112
- オッセオインテグレーション 8

か
- カーボネートアパタイト 64,65,72,114
- カーボンファイバーチップ 90
- 外傷性咬合 107
- 回転モーメント 104
- 化学合成コラーゲン 117
- 下顎底部 110
- 化学的性質 12
- 過酸化水素 93
- 過重負担 76
- カスタムメイド医療 123
- カラーチタン 9
- ガラスマトリックス 56
- 仮焼結 8
- ガルバニー電流 12
- ガルバニック作用 12
- 完全メタルフリー修復 44
- カンチレバー 104
- 間葉系幹細胞 61

き
- 機械加工 23,24
- 機械加工面 30
- 機械的性質 12
- 貴金属 12
- 逆テーパーロック法 43
- 吸収性膜 120
- 球状チタン焼結 23,26
- 凝集破壊 45
- 矯正用ワイヤー 9
- 矯正力 102
- 凝着摩耗 18,59
- 金銀パラジウム合金 13,15
- 均質材料 57
- 金属アレルギー 18,77
- 金属イオンの溶出 76
- 金属焼付陶材 45

く
- クエン酸 93
- グリコール酸 17
- グリシンパウダー 91
- グルコン酸クロルヘキシジン 17
- グルタラール 17
- グレージング 56
- クロルヘキシジン 93,94

け
- 傾斜材料化 53,125,130
- 形状記憶 9
- 外科的療法 89
- 結晶化ガラス 34
- ケモカイン 125,133
- 嫌気性菌 82
- 嫌気性グラム陰性細菌 82

こ
- ゴアテックス 118
- 抗RANKL抗体 132
- 硬化熱処理 15
- 好気性菌 82
- 抗菌光線力学療法 89
- 抗菌性ペプチド 125
- 口腔内常在菌 81,82
- 咬合性外傷 107
- 抗スクレロスチン抗体 132
- 合成高分子 118
- 光線力学療法 89
- 高透光性 8
- 高透光性PSZ 48
- 高透光性カラーTZP 48
- 骨芽細胞様細胞 61
- 骨基質 110
- 骨吸収 18
- 骨強度 110
- 骨形成能 34,72
- 骨構造 110
- 骨細管 101
- 骨再生誘導法 120
- 骨細胞 100
- 骨質 103,110
- 骨小腔 101
- 骨小腔の空胞化 101
- 骨性タンパク質 34
- 骨性被包 76
- 骨石灰化度 110
- 骨代謝回転 110
- 骨の膨隆 106
- 骨補填材 112
- 骨膜 101
- 骨密度 110
- 骨リモデリング 101
- 骨隆起 106
- 個別化医療 123
- ゴムメタル 9,131
- コラーゲン 117
- コラーゲン架橋 110
- コラーゲン膜 120
- 根尖病変 38

さ
- 細菌感染 16,76
- 細胞接着性ペプチド 125
- 細胞培養センター 134
- ざらつき磨耗 59
- 酸化チタン 9
- 酸化膜 77
- 三次元バイオプリンティング 134
- 酸性フッ化物 17
- 残留応力 98

し
- 次亜塩素酸ナトリウム 94
- 仕上研磨 56
- 歯冠/インプラント比 105
- 自己硬化型リン酸カルシウム 116
- 歯根膜 101
- 歯周組織再生療法 120
- 歯周病原菌 70,82
- 支持療法 83,84
- 歯槽骨 110
- 歯槽部 110
- 歯肉溝滲出液 81
- 術前モデルオペレーション 124
- 純チタン 13
- 純チタン2種 10
- 純チタン4種 10
- 上皮細胞 68
- 上部構造 12
- 除去トルク値 21
- 除染 84
- ジルコニア 8,41
- 審美性 8

す
- 水酸基 66
- 水素結合 66
- スクリューの緩み 19,21
- スクレロスチン 100,102
- スタチン 131
- スタチンの局所投与 132
- ストレスシールディング 97
- スリーピングインプラント 108
- スルファミン酸 17
- スレッドの方向制御 125

せ
- 脆性破壊 10

生体アパタイト結晶配向性……110	透光性TZP……41,47,54	複根歯インプラント……125,127
生体吸収性……118	透光性パラメータ値……51	副鼻腔……123
生体分解性……118	東ソー……54	フッ化エチレン……118
接着耐久性……74	動電位分極曲線……13	フッ化物処理……31,125
セメント層……74	等電点……117	不透光性TZP……47
セメントの残存……76	トルク……104	不動態……77
セラソルブM……112		部分抗原……77
ゼラチン……117	**な**	プラーク……14
セラペースト……116	ナット締結法……43	プラークインデックス……83
線維性被包……38	ナノインデンテーション法……110	ブラキシズム……103
線収縮率……8	ナノ構造……33	ブラスト＋酸エッチング処理……23,24
剪断……99	ナノ構造複合体……27	プラズマ処理……66
	軟化熱処理……15	プラズマ溶射法……35
そ	軟組織適合性……8,72	フルカウントゥアジルコニア……47
双極子力……66		フルジルコニア……47
相乗効果……27,63	**ね**	フルバスタチン/ゼラチン複合体……131
組織適合性……72	ネオボーン……112	フレーム溶射法……35,37
	捻り……99	プロービング……87
た		プロービング時の出血……83
大気圧プラズマ処理……94,125	**は**	プロービングデプス……83
耐久性……8,19	バイオインテグレーション……34	プロスタグランジン……102
対合歯摩耗……55	バイオオス……112,114	分極……107
タイプ4金合金……13	バイオガラス……34	分子プレカーサー法……64,65
多軸鍛造法……9	バイオハイブリッドインプラント……135	
炭化水素……66	バイオフィルム形成……8,72	**へ**
単根歯インプラント……128	バイオペックス-R……116	ペプチドハイドロゲル……119
炭酸ガスレーザー……92	バイオミメティクス……27	ヘミデスモゾーム……68
担持……117	バイオリアクター……134	ペリオスチン……101
弾性係数……8	ハイドロキシアパタイト	偏心荷重……21
弾性係数の差……97	コーティング……32	
単層TZP……48,52	破壊荷重……52	**ほ**
	薄膜コーティング……72	放電加工……26
ち	破骨細胞……78	放電陽極酸化……26,31
チタニア……9	破骨細胞形成因子……102	ボーンジェクト……115
チタン合金……8	破骨細胞阻害因子……102	ポリカプロラクトン……119
チタン酸化膜……31	破骨細胞発生因子……78	ポリグリコール酸……118,119
チタンスキャフォールド……121,134	白金加金……13	ポリ乳酸……118
チタンファイバースキャフォールド……122	バットジョイントコネクション……21	本焼結……8
チタンフォームスキャフォールド……122	歯の移動……102	
チタンプラズマ溶射……23,26	ハプテン……77	**ま**
チタンホワイト……9		マージナルボーンロス……76,96
チタンメッシュ……120	**ひ**	マイクロCT……21
チタンメッシュプレート……121	光透過率……54	マイクロアーク酸化……23,26,31
窒化チタン……9	非吸収性膜……120	マイクロ気孔……112
チッピング……45	卑金属……12	マイクロギャップ……14,19
長管骨……110	非外科的療法……88	マイクロクラック……101
超親水性処理……66,72,125	非自己……77	マイクロダメージ……101,110,111
超親水性表面……33	非自己タンパク質……77	マイクロ＋ナノ構造……72
超弾性……9	微少漏洩……16	マイクロムーブメント……19
	ひずみ……97	マクロ気孔……112
て	引張り……99	マクロファージ……78
低温プラズマ……68	ヒビテン……17	曲げ……99
テーパージョイント……19	標準電極電位……12	曲げ強さ……51,52
テーラーメイド医療……123	表面エネルギー……66	摩擦係数……60
テーラーメイド・生体多機能化	表面の汚れ……76	摩耗……8
インプラント……125	表面分析……66	摩耗体積……56
適合性……14	疲労強度……19	摩耗断面積……56
デノスマブ……132	疲労骨折……111	摩耗粉……18,76
デブライドメント……83,84	疲労試験……10	マルチグルーブ……125
テルプラグ……119		慢性炎症……76
展延性……10	**ふ**	
デンタルファブラボ……123	ファセット……10	**む**
電流密度……13	ファブラボ……123	無負荷インプラント……108
	フォトダイナミックセラピー……89	
と	不完全抗原……77	**め**
頭蓋骨……123	不均質材料……57	メインテナンス……83

も

メカニカルストレス············100,110
メカノスタット理論··············97
メカノセンサー················100
メタルセラミックス···············45
メタルフリー···················8
メタルフリーインプラント···········41

も

モノリシックジルコニア············47

や

薬剤························131
薬物送達システム··········118,125,131
ヤング率·····················8,110

よ

陽極酸化····················23,26

ら

ラミニンγ₂····················68

り

立方晶······················49
リフィット····················114
リポ多糖····················79
硫化水素····················16
リューサイト··················57
リン酸カルシウム···············34
リン酸カルシウム骨ペースト·······116
リン酸カルシウム - コラーゲン
　複合体····················114
リン酸カルシウムセメント··········116

る

累積的防御療法················83

れ

レーザー····················92
連通孔·····················112

ろ

ロモソズマブ·················132

数字

3D printed scaffolds············134
3D モデル···················123

英文

A. actimomycetemcomitans（A.a. 菌）
　························70,81
ALP 活性···················62
anodic oxidation···············26
a-PDT····················89,94
AW セラミックス···············34
BAp 結晶配向性···············110
bending····················99
Bioglass····················34
biomimetics·················27
Bio-Oss····················114
BMD······················110
BOP······················83
calcium phosphate cement·······116
cantilever··················104
CaP······················34
CIST·····················83
CI レシオ··················105

CO_2 レーザー···············92
compression·················99
contact osteogenesis···········34
CPC··················116,134
CT-Bone®··················134
CXCL12················125,133
DDS··················118,131
distance osteogenesis··········34
DMP-1····················100
DNA/プロタミン複合体··········133
empty lacuna···············101
ePTFE·················118,120
Er：YAG レーザー············92,94
F.n. 菌····················82
FabLab···················123
FGF-23···················100
GBR 法·················118,120
GTR 法·················118,120
guided bone regeneration······120
HA/Blast··················26
hapten····················77
HA コーティング············23,35
HA 骨補填材················112
HA- コラーゲン複合体··········114
HA 超薄膜コーティング········39,40
HA ナノ粒子コーティング·······39
IL-1β·····················80
IPS e.max Press··············49
ISQ 値····················33
lacuna····················101
LASER····················92
lipopolysaccharide············79
LPS······················79
machined··················24
MC3T3-E1·················61
MDP 接着性モノマー···········74
monolithic··················47
Morse taper················19
MSCs·····················61
NF-κB···················80
NIH コンセンサス············110
OPG·····················102
OsseoSpeed···············31
P. gingivalis（P.g. 菌）·······70,81
P. intermedia（P.i. 菌）·······70,81
PDT······················89
PEEK ファイバーチップ·········90
PGA··················118,119
PHEX····················100
photodynamic therapy··········89
PI·······················83
PLA·····················118
PLC·····················119
PLGA····················119
PLGA 共重合体·············118
PLGA 膜··················120
PPD······················83
Ra······················24
RANKL················78,102
Red complex···············81
Runx2····················62
Sa·······················24
sand-blasted with large-grit
and acid-etched············24
Sa 値·····················27
SDF-1···················133

self-hardening calcium
　phosphate···············116
SHCP····················116
shear·····················99
SLA····················23,24
SLActive·················25,33
streaming potential···········107
synergic effect············27,63
T.d. 菌····················81
T.f. 菌·····················81
tension····················99
Ti-6Al-4V 合金···············13
TiUnite····················31
TLR······················78
TNF-α···················80
TNTZ 合金·················131
toll-like receptor············78
torque····················104
torsion····················99
TPS····················23,26
TP 値·····················51
turned····················24
TZP····················8,41
T 細胞····················78
UV 処理···················66
XPS······················66
X 線光電子分光··············66
Zpex···················48,54
Zpex Smile··············48,54
Zpex4····················54

β

β-TCP 骨補填材··············112
β-TCP- コラーゲン複合体······114
β-TCP パウダー·············91,94

マテリアル編目次

Chapter 1　チタンの物理的・機械的性質

Q1　そもそもチタンとは何ですか？　金とはどこが違うのですか？
　　COLUMN 1　固体の分類と結合様式
Q2　純チタンは，チタン100％なのですか？
Q3　純チタンとチタン合金は，何が違うのですか？
　　COLUMN 2　力に関する用語と単位
　　COLUMN 3　弾性ひずみと弾性係数
　　COLUMN 4　強さと荷重

Chapter 2　チタンの腐食と生体為害性

Q4　チタンは錆びないと言われていますが，本当ですか？
　　COLUMN 5　金属の腐食と変色
Q5　チタンは腐食しないのですか？
Q6　チタンがイオン化する条件は何でしょうか？
　　COLUMN 6　アルミホイルを噛むと…
Q7　チタンはどのような薬液に弱いのですか？
Q8　フッ化物をチタンに対して使用するのは，危ないのですか？
　　COLUMN 7　中性フッ化物の応用がチタンを腐食し，インプラント周囲炎を増悪する可能性
Q9　義歯洗浄剤の影響はどうですか？
Q10　活性酸素種の影響はどうですか？
Q11　インプラントは腐食により壊れることがありますか？
Q12　純チタンのほうが，酸化膜による修復は早いのですか？
Q13　チタン合金から，バナジウムやアルミニウムは溶出しますか？
　　COLUMN 8　純チタンとチタン合金の骨形成能は同等
Q14　純チタンとチタン合金が接触したとき，バナジウムは溶出しますか？
　　COLUMN 9　ニッケルチタン合金インプラント

Chapter 3　リン酸カルシウム

Q15　リン酸カルシウムにはどのような種類があり，特徴は何ですか？
Q16　アパタイトにはどのような種類があり，特徴は何ですか？
Q17　ハイドロキシアパタイトの溶解性は，どのような因子に影響されますか？
　　COLUMN 10　X線回折と結晶性
　　COLUMN 11　溶解度を同一にしたときのハイドロキシアパタイトとβ-TCPの骨形成能の差
　　COLUMN 12　なぜ薄膜？－薄膜の意義－
Q18　β-TCPは，ハイドロキシアパタイトと骨形成能に差がありますか？
Q19　カーボネートアパタイトは，β-TCPと比較して骨形成能はどうでしょうか？
　　COLUMN 13　HA-コラーゲン複合体は細胞も作るし，人工的にも作ることができる
　　COLUMN 14　魚のウロコはアパタイトとコラーゲンからできている

Chapter 4　ジルコニア

- Q20　ジルコニアとは何ですか？
- Q21　TZPとは何ですか？
- Q22　TZPはどうして強いのですか？
- Q23　TZPは組成や処理法によって強さが異なりますか？
- Q24　TZPは低温劣化を起こすのですか？
- Q25　TZPの耐久性は大丈夫ですか？
- Q26　TZPを細いインプラントに応用しても大丈夫ですか？

Chapter 5　表面

- Q27　インプラントの生体反応を理解するための「表面」や「界面」とは何ですか？
- Q28　インプラント表面は，どのように分類されますか？
- Q29　表面形状を評価するのに使われている「表面粗さ」とは何ですか？
- Q30　インプラントの表面形状は，どのように分類されていますか？
- Q31　表面形状は，細胞接着・増殖・分化に影響しますか？
- Q32　表面性状とは何ですか？
    - COLUMN 15　水の濡れ性と表面形状の関係
- Q33　表面エネルギーとは何ですか？
- Q34　表面荷電とは何ですか？
- Q35　どのようなメカニズムでチタン表面にタンパク質が吸着しているのですか？
    - COLUMN 16　分子間力，結合力
- Q36　タンパク質にも表面エネルギーや荷電状態の指標はあるのですか？

Chapter 6　表面と生体反応

1）骨接触部：オッセオインテグレーション
- Q37　オッセオインテグレーションとは何ですか？
- Q38　どの程度の辺縁骨吸収であるなら，成功といえるのでしょうか？
    - COLUMN 17　骨接触率
- Q39　オッセオインテグレーションが進むと，骨接触は100％になりますか？
- Q40　オッセオインテグレーションした骨組織とインプラント体表面との間は，どうなっているのですか？
- Q41　チタンがほかの金属よりオッセオインテグレーションしやすいといわれていますが，それはなぜですか？
- Q42　チタンが金よりオッセオインテグレーションしやすいといわれていますが，それはなぜですか？
- Q43　オッセオインテグレーションは，どのような過程を経て達成するのでしょうか？

2）軟組織接触部：フィブロインテグレーション
- Q44　インプラント周囲軟組織における生物学的封鎖は，なぜ重要なのですか？
- Q45　インプラント周囲の生物学的封鎖性は，天然歯と比べてどうですか？
- Q46　インプラントと上皮の界面は，どうなっていますか？
- Q47　インプラントと上皮下結合組織の界面は，どうなっていますか？
- Q48　表面形状は，軟組織界面の封鎖性にどう影響しますか？
- Q49　コラーゲン線維の密度や走行方向を制御するには，どのような表面形状が有利ですか？
    - COLUMN 18　Laser-Lok®
- Q50　表面性状は，軟組織の封鎖性に影響しますか？
- Q51　表面濡れ性は，初期接着に影響しますか？
- Q52　生物学的封鎖を亢進するために，ほかにはどのような処理が考えられますか？

3）口腔内露出部：バイオフィルム

Q53 　細菌が付着しにくい表面はありますか？
Q54 　表面形状は細菌の付着に影響しますか？
Q55 　表面性状は細菌の付着に影響しますか？
　　　COLUMN 19　唾液タンパク質の吸着特性
Q56 　細菌付着を少なくするには，どのような表面処理が有効ですか？
　　　COLUMN 20　抗菌性ペプチドの利用

Chapter 7　光活性化，超親水性

Q57 　超親水性インプラントとは，どのようなインプラントを指すのですか？
　　　COLUMN 21　光触媒
Q58 　チタンの汚染とは何ですか？
Q59 　チタンの汚染はどこから来るのですか？
Q60 　超親水性は光活性化処理のみで得られるのですか？
Q61 　超親水性を付与する表面処理法には，どのような種類がありますか？
Q62 　光活性化処理にはどのような装置が使われていて，それぞれ何が異なりますか？
　　　COLUMN 22　紫外線
　　　COLUMN 23　低温プラズマ
Q63 　ブラスト＋酸エッチング処理（SLActive）インプラントは，どのようにして作られるのですか？
Q64 　表面形状は超親水性に影響しますか？
Q65 　光活性化処理により，なぜ超親水性になるのですか？
Q66 　どうすれば超親水性は維持されますか？
Q67 　超親水性と表面の炭化水素，水酸基，表面荷電の関係はどうなっていますか？
Q68 　超親水性表面の生体反応はどうですか？
Q69 　超親水性表面へのタンパク質やサイトカインの吸着はどうですか？
Q70 　超親水性表面への骨反応はどうですか？
Q71 　超親水性表面は軟組織接着に影響しますか？
Q72 　光触媒作用による超親水性表面は，細菌付着や抗菌性に影響しますか？

Chapter 8　骨補填材（基礎編）

Q73 　骨増生法には，どのような骨移植材が使われていますか？
Q74 　骨増生を成功させる要素は何ですか？
　　　COLUMN 24　上顎洞底挙上術（サイナスフロアエレベーション）
Q75 　骨再生用の細胞には，何が利用されますか？
Q76 　生理活性物質には，何がありますか？
　　　COLUMN 25　成長因子増強基質
Q77 　スキャフォールドの役割は何ですか？　用いられる材料には何がありますか？
　　　COLUMN 26　水晶振動子マイクロバランス法
　　　COLUMN 27　X線光電子分光，電子線マイクロアナライザー
　　　COLUMN 28　インプラントでは冷たさや温かさを感じるか？
　　　COLUMN 29　チタンネックレスの効果は疑問
　　　COLUMN 30　火葬するとインプラントはどうなる？

【著者略歴】
吉成 正雄
Masao Yoshinari, B. Sc., Ph. D.
1949 年　茨城県に生まれる
1968 年　茨城県立水戸第一高等学校卒業
1972 年　茨城大学工学部電子工学科卒業
1974 年　東京歯科大学歯科理工学講座 助手
1980 年　東京歯科大学歯科理工学講座 講師
1986 年　歯学博士の学位受領（東京歯科大学）
1992 年　スウェーデン王国ルンド大学 客員研究員
1998 年　東京歯科大学歯科理工学講座 助教授
1998 年　経済産業省インプラント材料の試験方法関係 JIS 原案作成委員会委員
2002 年　日本歯科材料協議会 ISO/TC194/SC8（インプラント）歯科対策委員会委員
2003 年　日本口腔インプラント学会認定制度による基礎系指導者
2003 年　日本歯科理工学会認定制度による Dental Materials Senior Adviser
2008 年　東京歯科大学歯科理工学講座・口腔科学研究センター教授（口腔インプラント学研究室主任）
2015 年　東京歯科大学口腔科学研究センター客員教授

インプラント材料 Q&A　臨床の疑問に答える
クリニカル編　　　　　　　　　　　ISBN978-4-263-46134-1
2017 年 12 月 10 日　第 1 版第 1 刷発行

著　者　吉　成　正　雄
発行者　白　石　泰　夫
発行所　医歯薬出版株式会社
〒113-8612　東京都文京区本駒込 1-7-10
TEL.（03）5395-7634（編集）・7630（販売）
FAX.（03）5395-7639（編集）・7633（販売）
https://www.ishiyaku.co.jp/
郵便振替番号　00190-5-13816

乱丁，落丁の際はお取り替えいたします　　　印刷・三報社印刷／製本・皆川製本所
Ⓒ Ishiyaku Publishers, Inc., 2017. Printed in Japan

本書の複製権・翻訳権・翻案権・上映権・譲渡権・貸与権・公衆送信権（送信可能化権を含む）・口述権は，医歯薬出版（株）が保有します．
本書を無断で複製する行為（コピー，スキャン，デジタルデータ化など）は，「私的使用のための複製」などの著作権法上の限られた例外を除き禁じられています．また私的使用に該当する場合であっても，請負業者等の第三者に依頼し上記の行為を行うことは違法となります．

JCOPY ＜（社）出版者著作権管理機構　委託出版物＞
本書をコピーやスキャン等により複製される場合は，そのつど事前に（社）出版者著作権管理機構（電話 03-3513-6969，FAX 03-3513-6979，e-mail：info@jcopy.or.jp）の許諾を得てください．